Docteur CHRISTO KAROLEFF

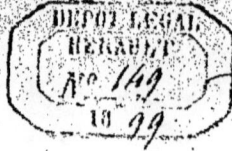

Quelques réflexions

Sur la Paralysie
dans l'enfance

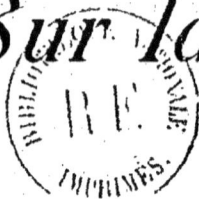

MONTPELLIER
GUSTAVE FIRMIN ET MONTANE

QUELQUES RÉFLEXIONS

SUR LA

PARALYSIE DANS L'ENFANCE

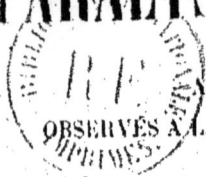

À PROPOS DE QUELQUES CAS

OBSERVÉS À LA CLINIQUE DES MALADIES DES ENFANTS

PAR

CHRISTO KAROLEFF

DOCTEUR EN MÉDECINE

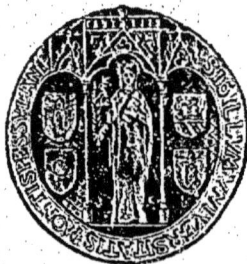

MONTPELLIER

G. FIRMIN ET MONTANE, IMPRIMEURS DE L'UNIVERSITÉ

Rue Ferdinand-Fabre et Quai du Verdanson

—

1899

PERSONNEL DE LA FACULTÉ

MM. VIALLETON . . . . Doyen
HAMELIN (✳) . . . . Assesseur

Professeurs

Hygiène. . . . . MM .	BERTIN-SANS.
Clinique médicale	GRASSET (✳).
Clinique chirurgicale.	TEDENAT.
Clinique obstétric. et gynécol.	GRYNFELTT.
Thérapeutique et matière médicale. . . .	HAMELIN (✳).
Clinique médicale	CARRIEU.
Clinique des maladies mentales et nerv.	MAIRET (✳).
Physique médicale.	IMBERT
Botanique et hist. nat. méd.	GRANEL.
Clinique chirurgicale.	FORGUE.
Clinique ophtalmologique.	TRUC.
Chimie médicale et Pharmacie	VILLE.
Physiologie.	HEDON.
Histologie	VIALLETON.
Pathologie interne.	DUCAMP.
Anatomie.	GILIS.
Opérations et appareils	ESTOR.
Microbiologie	RODET.
Médecine légale et toxicologie	SARDA.
Clinique des maladies des enfants	BAUMEL.
Anatomie pathologique.	N...
Id. Bosc (Ch. du c.)	

Doyen honoraire : M. MAIRET (✳).
Professeurs honoraires: MM. JAUMES, DUBRUEIL (✳), PAULET (O. ✳).

Chargés de Cours complémentaires

Accouchements. . . . . MM.	VALLOIS, agrégé.
Clinique ann. des mal. syphil. et cutanées	BROUSSE, agrégé.
Clinique annexe des mal. des vieillards. .	VIRES, agrégé.
Pathologie externe	DE ROUVILLE, agr.
Pathologie générale	RAYMOND, agrégé.

Agrégés en exercice

MM. BROUSSE	MM. DE ROUVILLE	MM. GALAVIELLE
RAUZIER	PUECH	RAYMOND
LAPEYRE	VALLOIS	VIRES
MOITESSIER	MOURET	IMBERT
BOSC	DELEZENNE	BERTIN-SANS

MM. H. GOT, *secrétaire.*
F.-J. BLAISE, *secrétaire honoraire.*

Examinateurs de la Thèse

MM. BAUMEL, *président.*	MM. BOSC, *agrégé.*
GRANEL, *professeur.*	VIRES, *agrégé.*

A MON PÈRE ET A MA MÈRE

Faible témoignage de reconnaissance
et de profonde affection.

A MA SOEUR ET A MON BEAU-FRÈRE

CHRISTO KAROLEFF.

A MON PRÉSIDENT DE THÈSE

MONSIEUR LE DOCTEUR BAUMEL

PROFESSEUR DE CLINIQUE DES MALADIES DES ENFANTS
MEMBRE CORRESPONDANT DE LA « SOCIÉTÉ DE PÉDIATRIE » DE PARIS
OFFICIER DE L'INSTRUCTION PUBLIQUE
ADJOINT AU MAIRE DE LA VILLE DE MONTPELLIER

A TOUS MES MAITRES

A TOUS MES AMIS

CHRISTO KAROLEFF.

AVANT-PROPOS

A la veille de terminer nos études médicales, c'est pour nous un bien agréable devoir de remercier publiquement tous nos Maîtres et de leur témoigner toute notre reconnaissance pour l'enseignement large, éclairé et savant qu'ils nous ont donné. Nous emportons, profondément gravé dans notre cœur, le souvenir de leurs brillantes leçons et de leurs sages conseils.

M. le Professeur Baumel, à qui nous devons l'idée du présent travail, n'a jamais cessé de nous entourer de sa bienveillance et de sa sollicitude. Nous ayant initié à l'art si ardu des maladies des enfants et ayant bien voulu nous faire l'honneur d'accepter la présidence de notre thèse inaugurale, nous le prions de vouloir bien agréer ici, avec nos remerciements les plus sincères, l'assurance de notre respect et de notre profonde reconnaissance.

Que M. le Professeur-agrégé Rauzier, qui, par sa méthode claire et systématique, a su développer en nous le goût de notre art et les facultés du praticien, reçoive l'expression de toute notre gratitude.

Nous ne saurions trop garder un précieux souvenir de nos Maîtres, MM. les Professeurs Granel et Ducamp, dont nous avons goûté avec profit les leçons, d'une simplicité savante.

Que MM. les Professeurs Imbert et Bertin-Sans, qui ont bien voulu nous prêter leur concours dans l'examen électrique de nos malades, nous permettent de leur adresser nos plus sincères remerciements.

Enfin, nous sommes heureux d'assurer notre ami, le Docteur Battandier, de toute notre reconnaissance, pour le gracieux concours qu'il a bien voulu nous prêter.

INTRODUCTION

C'est à la suite d'une excellente leçon de M. le professeur Baumel sur quelques cas de paralysie chez l'enfant, que l'idée nous vint de rédiger notre thèse inaugurale sur ce sujet. Suivant les conseils de notre Maître, nous avons eu surtout en vue de noter tous les cas de paralysie chez l'enfant qui se sont présentés à la Clinique des maladies des enfants pendant une période de près de six mois.

Cependant, si nous n'avons pas rapporté en détail tous les cas que nous avons observés, c'est que nous avons pensé qu'il était préférable de fournir quelques observations bien prises et bien relatées que de nombreuses observations qui, à cause de leur nombre même, auraient forcément dû être incomplètes.

Avant d'aborder l'exposé de notre plan, qu'il nous soit permis de nous excuser si nous avons fait, à propos de ces quelques cas, des réflexions qui peuvent paraître inutiles pour l'établissement du diagnostic précis. Nous avons été obligé de procéder ainsi, tout d'abord à cause du manque de renseignements sur les antécédents héréditaires et personnels de quelques-uns de nos malades, ensuite à cause de la difficulté que nous éprouvions à être renseignés par eux.

Notre modeste travail n'enrichira certainement pas de

faits nouveaux la littérature médicale, nous sommes loin d'avoir cette prétention, mais, parmi les observations que nous avons rapportées, nous avons essayé de mettre en lumière quelques symptômes particuliers qui ne rentrent pas dans les types classiques et qui rendent très difficile le diagnostic différentiel, sur lequel nous avons d'ailleurs particulièrement insisté.

Voici le plan que nous avons suivi : Dans le premier chapitre, nous relatons l'observation d'un malade atteint d'hémiplégie cérébrale infantile, en appelant l'attention sur l'étiologie et sur quelques particularités de sa symptomatologie. Nous avons eu la bonne fortune de pouvoir suivre ce malade pendant sept mois : c'est dire que nous avons noté les moindres détails de l'évolution de sa maladie.

Dans le second chapitre, nous parlons d'un malade atteint également d'hémiplégie cérébrale infantile. Ce cas, rapproché du précédent, | et de faire ressortir la différence dans le tableau clinique. Nous avons suivi ce malade pendant six mois.

Dans le troisième chapitre, nous citons le cas d'une malade atteinte de tabès dorsal spasmodique infantile, cas un peu particulier par ce fait que la paralysie a atteint au même degré non seulement les membres inférieurs, mais même les membres supérieurs.

Dans le quatrième chapitre, nous exposons le tableau clinique d'une affection des membres inférieurs non décrite encore à ce jour et qui est beaucoup plus fréquente qu'on ne le pense : c'est à cette maladie que M. le Professeur Baumel donne le nom de : *Parésie des membres inférieurs d'origine dentaire.*

La paralysie spinale infantile est, surtout à cause de sa fréquence, confondue avec les états paralytiques que nous étudions en partie dans les chapitres précédents. Aussi, dans un cinquième chapitre, croyons-nous devoir rapporter une observation type qui fera mieux ressortir, à notre avis, qu'une description sèche les différences de cette maladie avec ces états paralytiques. A côté de cette observation type, nous en résumons deux autres qui s'écartent notablement du type classique.

Nous donnons ensuite l'énumération de tous les cas de paralysie chez l'enfant qui se sont présentés à la clinique, pendant les six mois de notre stage.

Enfin, nous résumons l'observation d'une malade qui vient d'entrer à la clinique au moment même où nous terminons ce modeste travail.

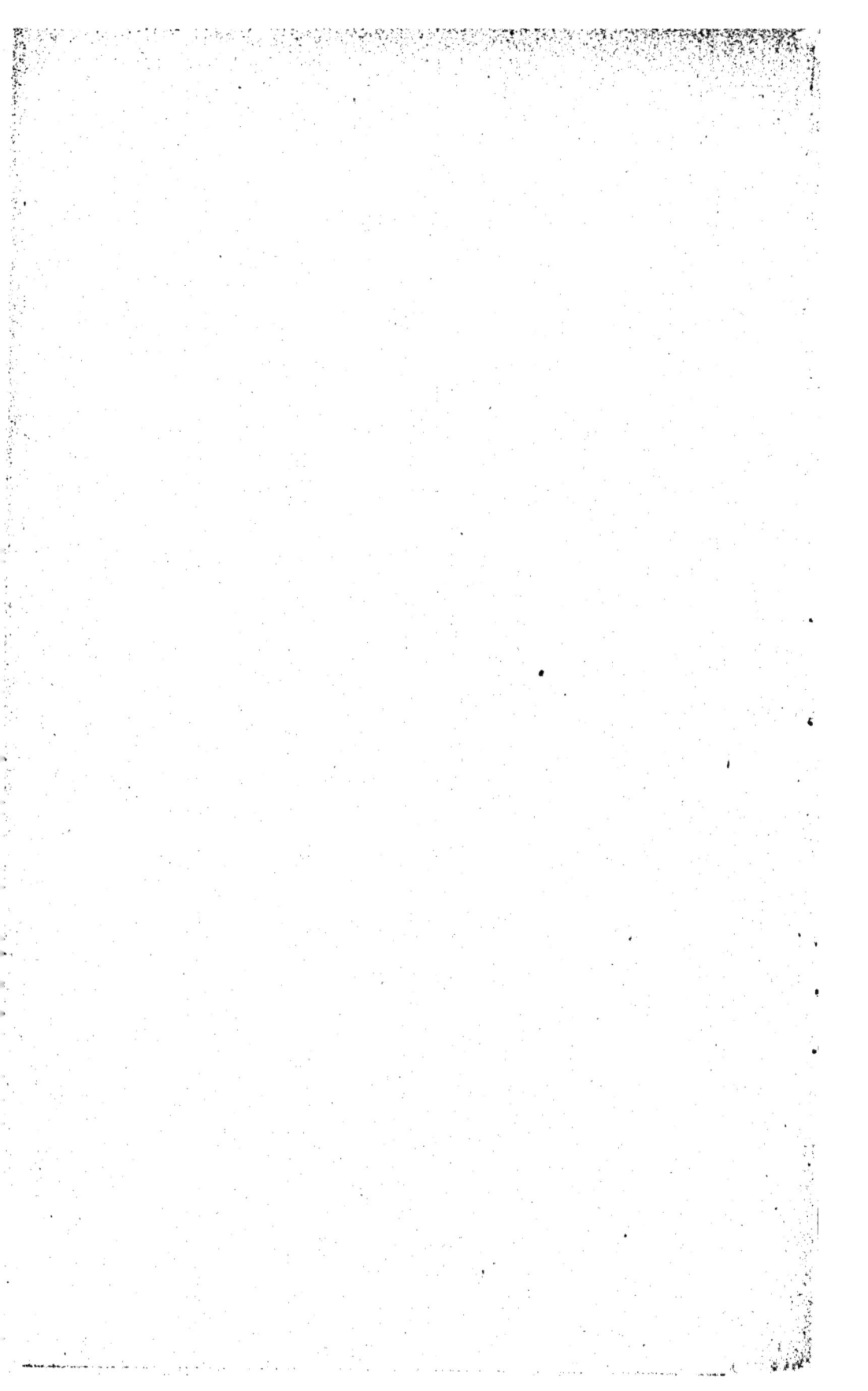

QUELQUES RÉFLEXIONS

SUR

LA PARALYSIE DANS L'ENFANCE

A PROPOS DE QUELQUES CAS
OBSERVÉS A LA CLINIQUE DES MALADIES DES ENFANTS

CHAPITRE PREMIER

OBSERVATION PREMIÈRE

UN CAS D'HÉMIPLÉGIE CÉRÉBRALE INFANTILE D'ORIGINE TRAUMATIQUE

(Clinique des maladies des enfants. — Service de M. le Professeur Baumel)

Dans ce chapitre, nous commencerons par relater l'observation suivante, dont l'intérêt n'échappera certainement à personne.

Almeras M..., âgé de 8 ans, originaire d'Algérie, entré dans le service de M. le professeur Baumel le 14 janvier 1899.

Antécédents héréditaires. — Père et mère décédés.

Antécédents personnels. — A cause de la mort de ses parents, nous n'avons pu avoir que quelques renseignements sur les antécédents personnels du jeune malade, le malade lui-même n'étant pas capable de nous renseigner.

Cependant, quelques jours plus tard, ayant remarqué une cicatrice sur le côté droit de la tête, nous avons interrogé les parents les plus proches du malade pour nous expliquer la présence de cette cicatrice ; une tante du malade nous apprit, alors, qu'il y a deux ans, le jeune Almeras fit une chute d'un second étage sur la tête et que la cicatrice est due à cet accident. Elle nous apprit encore qu'à la suite de cette chute, il présenta des convulsions, perdit complètement l'usage de la parole, et eut le côté gauche paralysé.

Examen du 15 janvier. — Au dire des parents, le malade a recouvré en partie la parole, mais il parle tout de même très difficilement ; lorsqu'on cherche à lui faire prononcer quelques mots, il hésite un moment, ses lèvres et sa langue se mettent à trembler et il émet enfin quelques mots, mais sa parole est toujours traînante, embarrassée, il y a du zézaiement. En somme, il bredouille, avant de prononcer les mots, à peu près comme les paralytiques généraux.

Le malade est incapable de tenir une conversation, il ne termine pas ses phrases et, parmi les quelques mots qu'il prononce, il est souvent arrêté, le mot propre lui faisant défaut.

Ce qui a surtout frappé M. le Professeur Baumel et M. le docteur Andrieu, c'est que le jeune Almeras ne se rappelle ni son nom, ni son pays d'origine, ni l'accident.

Que le malade soit couché ou debout, sa tête affecte une attitude spéciale : toujours inclinée un peu à droite. La face est légèrement déviée du côté gauche et un peu asymétrique.

Les membres du côté droit sont sains.

Les mouvements volontaires des membres gauches sont fortement compromis. Ainsi, étant couché, le malade ne peut fléchir que d'une façon peu appréciable son pied gauche ; si on lui dit de soulever toute la jambe gauche il arrive à peine à la détacher un peu du lit. Les mouvements d'abduction et d'adduction sont également conservés un peu. Si on lui soulève la cuisse et que l'on laisse librement tomber la jambe, on voit que celle-ci ne tombe pas brusquement, comme dans la paralysie flasque. Les extenseurs du pied sont contracturés ; on le sent très bien au toucher. Les fléchisseurs, au contraire, semblent plutôt atteints de paralysie flasque, c'est ce qu'a confirmé, en partie, l'électro-diagnostic, dont nous donnerons les résultats plus loin.

La contracture est la cause du pied bot équin que l'on observe chez le malade. La jambe est habituellement en flexion légère sur la cuisse.

La plupart du temps, l'avant-bras est ramené contre la poitrine, fléchi à angle droit sur le bras et en pronation; la main, fermée avec force, est également fléchie (main bote), déviée un peu sur son bord cubital, et creusée en gouttière par suite de l'opposition permanente du pouce.

Lorsqu'on dit au malade de porter sa main gauche à la bouche, tout le bras présente du tremblement à grandes oscillations qui s'accentuent de plus en plus au fur et à mesure que la main s'approche de la bouche. Si le bras est au repos, il n'y a aucun signe de tremblement. Il y a donc tremblement dans les mouvements volontaires seulement. Le mouvement de lever et baisser le bras prouve que les muscles de l'épaule sont peu atteints. Les extenseurs de la main sont paralysés, et les fléchisseurs, au contraire, contracturés. Voilà pourquoi l'enfant présente une main bote.

Tout le membre supérieur gauche est très atrophié; le membre inférieur l'est un peu moins, comme la mensuration nous a d'ailleurs permis de l'observer.

Les muscles du côté gauche de la face sont atteints d'un très léger degré de parésie, puisque le malade ne peut pas les contracter facilement; ainsi il ne peut faire la grimace de ce côté aussi bien que de l'autre. La commissure labiale est un peu abaissée du côté gauche. La langue n'est pas déviée et présente quelques mouvements fibrillaires.

Léger degré de strabisme.

Les pupilles sont égales et se contractent bien.

Au niveau du front (côté droit), on remarque une cicatrice, large comme une pièce de cinq francs, débordant à peine le rebord du cuir chevelu en avant, séparée en bas de l'extrémité supérieure de l'oreille droite par une étendue de deux travers de doigt. En haut, entre les bords de la cicatrice et la ligne médiane, il y a un espace également d'à peu près deux travers de doigt; ses bords postérieurs ne dépassent pas une ligne verticale passant par le milieu de l'oreille. La peau, à ce niveau, est de couleur nacrée, ridée, un peu adhérente au plan sous-jacent, puisque elle ne glisse pas facilement. Le frontal et le pariétal, à ce niveau, sont légèrement enfoncés et, au milieu de cette dépression, existe une petite saillie osseuse que l'on sent très bien au toucher.

Quand le malade se met à marcher, il part, la tête et le tronc en avant, à petits pas et en sautillant un peu, comme s'il courait après son centre de gravité, pour employer l'expression de Trousseau. Il prend malgré lui l'allure d'une course rapide ; après quelques mètres, il se précipite de telle sorte qu'il tomberait si l'on ne l'arrêtait pas ou s'il ne s'arrêtait pas lui-même contre un mur ou un autre objet résistant. En outre, il évite d'appuyer sur la jambe gauche, comme s'il avait peur qu'elle fléchisse.

On voit donc que la démarche est absolument semblable à celle que l'on observe dans la maladie de Parkinson.

Les réflexes tendineux sont un peu exagérés, surtout à gauche. La trépidation épileptoïde est à peine marquée à gauche.

Aucun stigmate d'hystérie.

Les urines ont été analysées, et on n'a rien trouvé d'anormal.

La santé générale est bonne. Le développement à peu près normal pour un enfant de cet âge.

Comme traitement, on a ordonné de l'iodure, à la dose de 1 gramme par jour ; lactophosphate de chaux et l'électricité sous la forme suivante :

A) *Galvanisation du cerveau* (intensité : 3 m. a.; durée : 2 minutes) :

1° Galvanisation transversale ; une électrode sur chaque tempe ; le pôle positif à droite ;

2° Galvanisation longitudinale ; l'électrode positive en avant, l'électrode indifférente en arrière.

B) *Galvanisation des membres inférieur et supérieur gauches.* — Courants descendants. Le pôle positif à la nuque et deux tampons reliés au pôle négatif, placés : l'un dans une cuvette où la main plonge dans l'eau ; l'autre, assez large, sous le pied.

On ne dépassait pas 5 m. a.

La durée des séances était de 5 minutes.

Le 1er février. — Pas d'amélioration bien sensible.

Le 21. — Une légère amélioration s'est effectuée dans la démarche ; elle affecte d'une façon moins nette le caractère typique de la démarche parkinsonienne. En effet, l'enfant appuie mieux sur sa jambe gauche, résiste un peu mieux à cette impulsion qui le poussait de plus en plus en avant quand il marchait.

Le 15 mars. — Même état.

Le 16 avril. — Pas d'amélioration encore bien sensible. Cependant les mouvements s'exécutent maintenant un peu plus facilement. La main bote et le pied bot équin persistent toujours. L'atrophie des membres gauches n'a pas augmenté. Le malade se sert un peu mieux de la main gauche. Le tremblement est un peu moins marqué. La parole est toujours embarrassée, traînante; il y a du zézaiement.

Le 29 avril. — Le malade contracte un peu de grippe qui l'oblige à rester au lit pendant 7 jours. La fièvre n'a pas dépassé 38°5.

Le 14 mai. — Le malade est parti pour faire une saison à Balaruc. Il est tout à fait rétabli de sa grippe. Quant à la paralysie, même état que le 16 avril.

Voici maintenant le résultat que nous a fourni l'exploration électrique, que nous devons à l'obligeance de MM. les professeurs Imbert et Bertin-Sans :

Conclusion de cette exploration. — Muscles des membres :

1° Diminution de l'excitabilité faradique pour les muscles du membre supérieur et du membre inférieur gauches. Cette diminution est plus marquée pour le membre inférieur ;

2° Pas de différence bien nette entre les deux côtés droit et gauche au point de vue de l'excitabilité galvanique, excepté pour le jumeau interne et le droit antérieur, qui sont bien moins excitables à gauche qu'à droite ;

3° Pas d'inversion dans la loi des secousses, excepté pour le fléchisseur commun des doigts du côté gauche ;

4° Pas de lenteur bien nette dans les secousses ; toutefois la secousse paraît, en général, moins brusque pour les muscles correspondants de droite ;

Muscles de la face.

Pas de différence appréciable entre les muscles des deux côtés, droit et gauche.

Comme on le voit, au point de vue des réactions électriques, notre malade présente une petite particularité, puisque les excitabilités faradique et galvanique sont un peu diminuées au lieu d'être normales. Cependant, Föster a publié un cas d'hémiplégie spasmodique cérébrale infantile où l'excitabilité musculaire faradique était un peu diminuée pour les muscles paralysés; de plus sur les nerfs de ce côté, il fallait des courants un peu plus forts pour obtenir KaSZ.

En résumé, voici un malade qui, à la suite d'un traumatisme à la tête, a présenté, tout d'abord, des convulsions, une aphasie passagère dont il reste encore des troubles très prononcés (bredouillement, zézaiement), ensuite une hémiplégie gauche à laquelle est venue s'ajouter de la contracture, pied bot équin et main bote, enfin un symptôme particulier, une démarche parkinsonienne.

En présence de ce malade, il y a plusieurs questions à se poser et à élucider.

D'abord, cette hémiplégie est-elle d'origine cérébrale ou médullaire? Voilà la première question que nous nous sommes posée tout d'abord, lorsque nous ne connaissions pas encore le traumatisme que le malade avait subi.

Devant un malade qui a une hémiplégie, l'idée de l'origine cérébrale se présente tout de suite à l'esprit. On sait, en effet, que lorsqu'une moitié du corps est paralysée, dans l'immense majorité des cas, c'est une lésion du cerveau qui la produit. En supposant qu'elle soit d'origine médullaire, il faudrait admettre une lésion de la moelle qui détruise uniquement tout le cordon latéral gauche, ou bien qu'elle siège au-dessus du point d'entrecroisement de ces cordons et n'intéresse que la moitié droite du bulbe. Or une telle lésion de la moelle qui n'intéresse qu'un seul côté, qu'un seul cordon, sans toucher ni le côté opposé, ni les cordons sensitifs voisins, serait très exceptionnelle. En effet, si nous admettons une hémorragie de la moelle, le sang épanché ne pourra jamais se limiter ainsi sans empiéter sur les faisceaux sensitifs et alors on aurait, en outre, des troubles de la sensibilité qui manquent chez notre malade.

Si nous admettons une compression par une tumeur siégeant au niveau, soit du rachis, soit des tuniques de la moelle, soit de la moelle elle-même (gliôme) il y aurait presque toujours des troubles de la sensibilité et de la motilité du côté opposé.

Enfin, une plaque de sclérose de la moelle qui donnerait lieu à une hémiplégie pareille, serait très rare. Il y a une lésion de la moelle qui, à la rigueur, pourrait déterminer cette hémiplégie, c'est celle qui reste après la paralysie spinale infantile ; mais c'est encore très rare. En somme, il est de règle clinique que les affections de la moelle entraînent la paraplégie, en opposition avec celles du cerveau qui s'accompagnent d'hémiplégie.

D'après ces seules considérations, même en ignorant le traumatisme cérébral qu'a subi notre malade, nous pouvons éliminer l'origine spinale. Ces considérations nous serviront à élucider le cas de notre second malade, chez qui l'absence de paralysie à la face pourrait faire hésiter entre une origine cérébrale ou spinale.

En faveur d'une origine cérébrale, nous trouvons chez notre petit malade : la forme hémiplégique de la paralysie et ensuite les contractures, qui se rencontrent surtout dans les hémiplégies cérébrales.

Comme on le voit, il s'agit vraisemblablement d'une hémiplégie spasmodique cérébrale infantile, type à contracture et à déformations des membres, telle qu'elle a été décrite dernièrement par la plupart des auteurs que nous citons plus bas.

Il nous reste maintenant à dire quelques mots sur la cause.

Grâce aux travaux de Cotard, Bourneville et son élève Wuillamier, Gaudard (de Genève), Heine, Kundrat, Strümpelle, Jendrassik, Pierre Marie, l'hémiplégie infantile d'origine cérébrale est bien connue dans son ensemble symptomatique, si caractéristique, et dans ses lésions. La grande cause que met en lumière P. Marie dans son excellent tra-

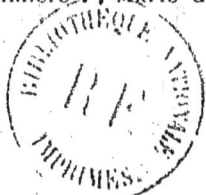

2

vail (1), c'est les maladies infectieuses diverses, surtout les
fièvres éruptives et la fièvre typhoïde. Elles laissent derrière
elles, comme reliquat anatomo-pathologique, des lésions vasculaires qui deviendront le point de départ de foyer de sclérose dans la substance corticale et de dégénérescence secondaire dans le faisceau pyramidal.

Or, dans le cas qui nous occupe, il n'est point question de
maladie infectieuse.

Dans notre observation, il est certain que l'hémiplégie et
l'aphasie survinrent à la suite de la lésion cérébrale causée
par la chute que fit cet enfant, chute affirmée par sa tante, et
que la cicatrice de la région temporo-pariétale rend très vrai-
semblable.

Cette unique observation, jointe aux deux autres seulement
que possède la littérature médicale et que nous résumons
plus loin, nous donne le droit de conclure qu'une telle étiologie traumatique doit être une cause rare d'hémiplégie spasmodique infantile.

La lésion traumatique de l'écorce cérébrale a porté sans
doute au niveau des circonvolutions ascendantes droites, dans
leur partie moyenne et inférieure. Cependant, la cicatrice
laissée à la peau de la région temporo-pariétale ne correspond
pas exactement à cette partie du cerveau ; mais, des phénomènes observés, on doit conclure que ce sont ces circonvolutions qui sont lésées.

Abordons maintenant une particularité que présente ce
malade au point de vue de l'aphasie. Tous les auteurs sont
d'accord sur sa disparition rapide, et même certains nient
complètement son existence dans l'hémiplégie cérébrale
infantile. Voici ce que dit à ce propos Bernhardt : « Chez les

---

(1) P. Marie. — *Article* : Hémiplégie infantile spasmodique du
Dict. ency. des s. m., de Dechambre.

enfants, ce n'est que dans un nombre relativement très faible de cas, que l'aphasie persiste comme symptôme permanent ». Voici aussi l'avis de Cotard qui est encore plus catégorique : « Il est extrêmement remarquable que, quel que soit le côté de la lésion cérébrale, les individus hémiplégiques depuis leur enfance ne présentent *jamais* d'aphasie, c'est-à-dire d'abolition de la faculté du langage avec conservation plus ou moins complète de l'intelligence... et cela même quand toute l'hémisphère gauche est atrophiée ».

Or, chez notre malade, non seulement il y a eu aphasie complète, mais celle-ci a persisté longtemps après le traumatisme et, actuellement, il présente des troubles considérables de ce côté-là. Il est vrai que notre malade présente une étiologie toute différente de celle des malades de ces auteurs, nous voulons parler du traumatisme.

Nous croyons pouvoir expliquer cette aphasie si persistante chez notre malade par une lésion de la circonvolution de Broca, lésion qui s'y serait produite au moment de l'accident ; évidemment cette lésion doit-être différente de celle que les auteurs classiques ont décrite. Pour eux, l'étendue de la lésion ne serait pour rien dans la production de l'aphasie, puisque, disent-ils, même quand tout l'hémisphère gauche est sclérosé, il n'y a pas d'aphasie durable.

Si cette aphasie n'avait duré que quelques jours, nous pourrions l'attribuer à la commotion cérébrale, mais, puisqu'elle persiste, sous une forme encore assez marquée, même deux ans après l'accident, c'est qu'il y a eu évidemment une lésion destructive très étendue et profonde de l'hémisphère gauche. Or ceci semble inadmissible au premier abord, puisque le traumatisme a nettement porté sur le côté droit de la tête, comme l'indique la cicatrice. Mais il n'est pas invraisemblable de supposer qu'un traumatisme à droite puisse produire une lésion très marquée à gauche.

En effet, il est fort possible qu'au moment de l'accident, il se soit produit une hémorragie au niveau de la troisième circonvolution frontale gauche. Ceci a occasionné, soit la compression de l'écorce cérébrale, soit son ramollissement à ce niveau, soit, ce qui est le plus probable, les deux choses à la fois (l'écorce se ramollit puisque la rupture des vaisseaux empêche sa nutrition). Enfin, un caillot provenant de ce sang extravasé peut aussi obstruer les vaisseaux nourriciers de ladite circonvolution.

Ce que nous avançons là n'est pas une simple vue de l'esprit, mais une explication basée sur des observations sérieuses de plusieurs auteurs, dans lesquelles un traumatisme du côté droit de la tête a pu déterminer une hémorragie et en général une lésion aussi marquée à gauche qu'à droite. Ce qui a été prouvé d'ailleurs par les autopsies. Voici ce que dit M. Vibert dans son livre de *Médecine légale*, chapitre « Plaies contuses » : « Les coups violents portés sur la tête peuvent occasionner, alors même qu'il n'y a pas de fracture du crâne, des épanchements sanguins dans la cavité crânienne, des ecchymoses du cerveau et des plaies contuses. Celles-ci se présentent sous forme de pertes de substance intéressant les circonvolutions cérébrales sur une profondeur qui atteint quelquefois plusieurs millimètres ; elles sont irrégulières, à fond tomenteux, et infiltrées de sang. Il est important de noter que ces contusions ou plaies contuses peuvent se produire sur une partie du cerveau qui ne correspond pas au point du crâne qui a été atteint par le traumatisme ; elles existent le plus souvent au point diamétralement opposé ; quelquefois aussi, elles sont distribuées irrégulièrement, et, de ce qu'elles siègent en des régions diverses et éloignées les unes des autres, il ne faudrait pas conclure que plusieurs coups ont été portés ».

Plus loin, il reproduit une planche absolument démonstrative, représentant des contusions et des plaies contuses sur les deux hémisphères du cerveau. La pièce provient d'un homme de 35 ans, qui s'est tué en tombant de la hauteur d'un second étage et qui avait une fracture du côté droit seulement de la voûte du crâne : or, on voit, sur cette planche, que les lésions cérébrales sont au moins aussi accentuées du côté gauche. Pareilles lésions, disposées de la même façon, s'observent quelquefois à la suite de coups n'ayant pas déterminé de fractures. M. Vibert en a vu plusieurs exemples.

Quant au mécanisme de la production de ces lésions de l'encéphale à la suite de traumatisme sur le crâne, nous ne pouvons entrer dans des détails, parce que cela nous entraînerait trop loin. En outre, c'est encore un point qui est fort obscur et qui ne repose que sur des hypothèses. Nous nous contenterons seulement de résumer le travail très important de M. Duret à ce sujet, dont l'opinion est seule admise jusqu'à présent. Pour expliquer la production des lésions de la périphérie du cerveau, en un point diamétralement opposé à celui qui a supporté le choc, M. Duret admet que la paroi crânienne se soulève sur ce point opposé, formant ainsi un vide virtuel, qui est comblé par l'afflux violent de tous les liquides, en particulier du sang. Les parois vasculaires seraient rompues par cette augmentation brusque de la quantité de sang qu'elles contiennent.

Disons, à cette occasion, que nous ne croyons guère à l'explication que donne P. Marie sur les troubles du langage dans les cas d'hémiplégie gauche : pour lui, ils proviendraient non pas d'aphasie réelle, mais de parésie du voile du palais ou d'affaiblissement intellectuel.

Au contraire, nous sommes certain que notre malade avait tout à fait perdu l'usage de la parole pendant plus d'un an et, lorsque nous l'avons examiné à son entrée à l'hôpital, il était très difficile de le comprendre.

Jusqu'ici, on voit quelle idée on peut se faire de la lésion lors de l'accident, mais il est clair que, pour expliquer les phé-

nomènes actuels (hémiplégie, aphasie atténuée, etc.), il faut
admettre des restes de la lésion primitive. Il est certain qu'au
niveau de la cicatrice, l'écorce cérébrale est encore comprimée,
puisque la voûte crânienne, à ce niveau, est déprimée. En
outre, il peut y avoir une nouvelle formation par suite de l'irritation du périoste et des tissus ambiants, formation qui contribue à la compression du cerveau. Mais la compression seule
de l'écorce cérébrale suffit-elle pour expliquer la persistance
des contractures qui sont la cause des déformations prononcées
des membres (pied bot, main bote, etc.)? Évidemment non.
Chez notre malade, il doit y avoir une dégénérescence scléreuse
secondaire du faisceau pyramidal avec un certain degré de
ramollissement des cellules des cornes antérieures. Nous sommes d'autant plus affirmatif à ce sujet que, tout récemment,
M. Grasset vient de démontrer, une fois de plus, que les contractures permanentes sont en rapport constant avec la lésion
de la partie spinale du faisceau pyramidal (1)?

En effet, on sait bien que si la lésion atteint le faisceau pyramidal en un point quelconque de son trajet (que ce soit à son
origine dans les circonvolutions motrices ou dans son trajet à
travers le centre ovale, la capsule interne, le pédoncule, la
protubérance, peu importe), la partie du faisceau qui est située
au-dessus de la lésion peut devenir le siège d'une sclérose descendante. Or, chez notre malade, le siège de la cicatrice indique nettement que la lésion a porté sur cette partie de l'écorce
cérébrale qui correspond à la circonvolution frontale ascendante et pariétale ascendante, centres moteurs des membres
inférieur et supérieur.

---

(1) *Leçons cliniques sur les contractures et la portion spinale du faisceau pyramidal*, recueillies et publiées dans *Mont. Méd.*, 1899, par
le docteur Gibert, chef de clinique.

Quant à la lésion du faisceau de l'aphasie, il faut admettre, ici aussi, une dégénérescence scléreuse secondaire. En effet, la lésion initiale de l'écorce (hémorragie et ramollissement) qui lui correspond peut très bien s'accompagner plus tard de sclérose descendante.

Le tremblement que présente notre malade est le tremblement classique des hémiplégiques survenant à l'occasion des actes volontaires.

Abordons maintenant l'explication d'un autre symptôme non moins intéressant de l'histoire de notre malade, nous voulons parler de la démarche parkinsonienne. M. le professeur Baumel et M. le docteur Andrieu, chef de clinique des maladies des enfants, en ont été frappés dès le premier examen du malade; ils l'ont fait marcher à plusieurs reprises, et observé avec beaucoup d'intérêt, en sorte qu'il ne reste aucun doute sur le caractère parkinsonien de la démarche.

M. le professeur Baumel, au cours de l'excellente leçon qu'il a faite sur ces quelques cas de paralysie chez l'enfant, s'est demandé si, chez notre malade, la maladie de Parkinson ne serait pas un fait surajouté.

Il n'est pas, en effet, commun de voir surgir à cet âge-là, la maladie de Parkinson; elle apparaît généralement après l'âge de quarante ans. Ensuite, il manque chez notre malade le symptôme capital de la paralysie agitante — le tremblement au repos. — Au contraire, cet enfant a du tremblement lors des mouvements volontaires. La rigidité musculaire de tous les muscles du corps, l'aspect soudé du malade, l'envie de changer de place, la sensation de chaleur extrême, font également défaut. L'embarras de la parole de notre malade ne ressemble nullement à celui des parkinsoniens. Cependant, à côté de ces arguments contraires, il y en a de favorables à l'hypothèse d'une maladie de Parkinson; ainsi il n'est pas rare de voir la paralysie agitante survenir à la suite d'un traumatisme (1). Or ce n'est pas le traumatisme qui manque chez notre malade. Enfin l'argument le plus puissant c'est la démarche parkinsonienne.

Si notre malade présentait un tremblement du bras cessant dans les mouvements volontaires, nous pourrions le rapprocher du malade dont parle MM. Grasset et Rauzier dans leur *Traité de maladies du système nerveux* (t. II, p. 644) et conclure à une paralysie agitante hémilatérale post-hémiplégique.

La paralysie agitante pourrait nous expliquer, en apparence, bien des phénomènes que présente notre malade. On sait que, chez les parkinsoniens, la rigidité aux membres inférieurs peut simuler une paralysie avec contractures (Grasset). Seulement ces contractures que l'on rencontre dans la maladie de Parkinson ne sont pas des contractures vraies, comme dans la sclérose du faisceau pyramidal (sclérose latérale) ; en outre, il n'y a pas de trépidation épileptoïde. Or, chez notre malade il y a des contractures vraies, de la trépidation épileptoïde à peine marquée et de la paralysie vraie, ce qui est extrêmement rare dans la paralysie agitante, malgré son nom trompeur.

Enfin, l'existence de la maladie de Parkinson nous expliquerait la démarche de notre malade. Mais, ce qui ne nous permet pas d'admettre la coïncidence de la maladie de Parkinson avec l'hémiplégie cérébrale infantile, c'est que, si le caractère de cette démarche est réellement due à la paralysie agitante, il ne devrait pas disparaître dans l'espace de 5 ou 6 mois, comme cela a eu lieu chez notre malade. On sait, en effet, que la paralysie agitante est une maladie incurable et conduit fatalement à la mort. Lorsque nous avons vu le malade au mois de juin, à son

---

(1) M. Grasset a signalé surtout le traumatisme des nerfs périphériques.

retour de Balarue, il marchait bien mieux et il ne restait presque pas de traces de démarche parkinsonienne.

On voit que, si on nie complètement l'existence de la maladie de Parkinson, le caractère de la démarche reste inexpli-
qué.

Quoi qu'il en soit, nous nous contentons de la signaler
comme phénomène post-hémiplégique rare au cours de l'hémiplégie cérébrale infantile.

Quant au diagnostic, nous croyons utile de dire quelques
mots sur l'hystérie, qui est apte à simuler tous les phénomènes que présente ce malade. On sait que dans l'hystérie les
réflexes sont normaux et les réactions électriques conservées
(Dieulafoy). Or, chez notre malade, du côté gauche, le réflexe
rotulien et celui du tendon d'Achille sont un peu exagérés ;
puis, les réactions électriques ne sont pas tout à fait conservées. En outre, nous n'avons trouvé aucun stigmate d'hystérie.
Nous croyons donc pouvoir rejeter l'hystérie.

En nous basant sur l'ensemble des symptômes que présente
ce malade, c'est-à-dire les convulsions initiales, l'hémiplégie
avec contracture et, principalement, les troubles de l'intelligence, nous croyons pouvoir ranger cette maladie, comme nous
le disions plus haut, parmi les formes de l'hémiplégie spasmodique cérébrale infantile (type à contracture et déformation
des membres), éliminant ainsi le diagnostic d'hémiplégie vulgaire chez l'enfant, qui est une maladie bien différente.

En effet, ce qui manque à notre malade pour constituer le
type complet de cette maladie, ce sont les crises convulsives
au cours de la maladie. Leur absence, chez notre malade, peut
être expliquée, soit par l'origine traumatique, soit parce qu'elles auraient pu passer inaperçues, soit, enfin, parce qu'elles
apparaissent parfois longtemps (7 à 8 ans) après le début de la
maladie.

En résumé, ce que notre petit malade présente de particu-

lier, c'est la coexistence de l'aphasie avec une hémiplégie gauche, la persistance des troubles de la parole, la démarche
d'un parkinsonien, et, enfin, l'origine traumatique.

Les exemples d'hémiplégie cérébrale infantile d'origine trau-
matiques sont fort rares, si nous en jugeons par les recherches bibliographiques étendues que nous avons faites. En effet,
nous n'avons trouvé, comme observations se rapprochant de
la nôtre, que deux cas, qui en diffèrent même sur certains
points. C'est ainsi que, dans la première observation (Caraz,
Union méd. 1883, un cas d'hémiplégie infantile traumatique,
avec aphasie passagère), les accidents ont disparu quelques
jours après le traumatisme. Dans la deuxième (Mathieu A... un
cas d'hémiplégie spasmodique infantile d'origine traumatique,
Progrès méd. Paris, 1888, 2. s. p. 29), ce n'est pas le type à
contracture, mais à athétose, et, en outre, les accidents ont
été passagers.

CHAPITRE II

OBSERVATION II

UN CAS D'HÉMIPLÉGIE SPASMODIQUE CÉRÉBRALE INFANTILE AVEC MOUVEMENTS D'UN CARACTÈRE PARTICULIER

(Clinique des maladies des enfants. — Service de M. le Professeur Baumel).

À côté de l'observation précédente, il nous semble intéressant de rapprocher la suivante, que nous avons recueillie dans le service de M. le professeur Baumel. Nous avons eu l'occasion d'observer notre malade pendant six mois, de sorte que nous pourrons donner cette observation aussi complète que possible.

Ici aussi, il s'agit d'une hémiplégie spasmodique, mais elle n'est pas d'origine traumatique.

D'une façon générale, le tableau symptomatique ne change pas dans les deux cas, il diffère cependant par quelques points particuliers que nous allons essayer de mettre en relief.

Jules D..., âgé de 7 ans, enfant abandonné et élevé à l'Assistance publique, entre dans le service, le 27 décembre 1898; c'est son deuxième séjour à la Clinique des maladies des enfants.

Antécédents personnels. — A l'âge d'un an, a eu la rougeole suivie d'une fluxion de poitrine et, à l'âge de 3 ans, la jaunisse, d'après la sœur du service; c'est alors qu'il est venu à l'hôpital pour la première fois.

Antécédents héréditaires. — Père et mère inconnus.

Histoire de la maladie actuelle. — Vers l'âge de 4 ans 1/2, le jeune D... a été paralysé à la suite de convulsions, d'après ce que peut se rappeler la sœur; mais elle ne se rappelle pas exactement si l'enfant avait perdu l'usage de tous ses membres ou des membres d'un seul côté; le malade ne pouvait plus parler du tout, avait un air stupide, hébété et ne comprenait rien de ce qu'on lui disait.

On nous a rapporté que, pendant son séjour à l'assistance publique de B..., l'enfant fut pris, une seule fois, subitement, de mouvements convulsifs et désordonnés du bras gauche et de la jambe gauche; cependant, il ne tomba point, et n'eut pas non plus de perte de connaissance.

Pendant les six mois que ce malade est resté dans le service de M. le professeur Baumel, ni la sœur, ni l'interne, n'ont observé de crises convulsives du côté gauche.

État actuel. — Parle fort peu, mais ceci semble dû plutôt à ses troubles intellectuels qu'à une paralysie de la langue. Lorsqu'il prononce quelques mots, il est loin de les articuler d'une façon nette comme tout le monde; il y a du zézaiement, il traîne la langue de telle sorte qu'on le comprend avec beaucoup de peine. On a une grande difficulté pour lui arracher quelques mots. Il ne répond presque jamais aux questions qu'on lui pose; il reste muet, indifférent, comme si on ne s'adressait pas à lui, et, lorsqu'il répond, c'est le plus souvent par un signe de tête, par un geste, par un *oui* ou un *non*, jamais par une phrase entière.

Ne se rappelle rien, tout au plus peut-il dire son nom et son âge. Il demande pour faire ses besoins. En somme, il fait l'effet d'un enfant très peu intelligent, pour ne pas dire imbécile ou idiot.

Cet affaiblissement intellectuel ne semble pas s'être sensiblement modifié avec le temps.

La tête est un peu grosse, pas de nystagmus, pas de strabisme, pas de troubles du côté des pupilles. La langue n'est pas déviée, ne tremble pas. La commissure des lèvres n'est pas déviée non plus.

Les muscles de la face semblent indemnes.

Rien d'anormal pour les membres supérieur et inférieur droits.

Pas de différence de coloration entre la peau des membres des deux côtés.

On constate, à l'inspection du membre supérieur gauche, une

atrophie qui n'est pas exagérée ; on trouve, à la mensuration, un raccourcissement d'un centimètre.

Le bras est sensiblement parallèle à l'axe du tronc et assez rapproché du corps ; l'avant-bras est fléchi à peu près à angle droit sur le bras et dirigé en dedans, de façon qu'il s'applique sur la région épigastrique ; il est, de plus, en pronation.

Le poignet est dans une flexion un peu forcée, de telle sorte que la main a l'attitude de la main bote : elle est, en outre, un peu déviée sur le bord cubital. L'atrophie de la main est bien marquée, et la forme spéciale qu'elle affecte contribue encore à diminuer ses dimensions apparentes. Cette forme est presque pareille à celle que présentait le malade précédent, c'est-à-dire, la main est creusée en gouttière, par suite de l'opposition permanente du pouce, de telle sorte que son diamètre transversal se trouve notablement diminué. La face dorsale a un aspect lisse et arrondi.

Les doigts sont aussi moins développés que du côté sain et sont le plus souvent fléchis ; cependant le malade peut les étendre, de temps à autre, et saisir la couverture de son lit pour se couvrir.

Au toucher, on constate très nettement la dureté, la contracture des fléchisseurs de la main et du biceps.

Le malade lève assez bien le bras.

Dans son fonctionnement, le membre inférieur est atteint au même degré que le membre supérieur. Il présente une paralysie avec atrophie qui n'est pas plus marquée que celle du membre supérieur correspondant. La circonférence de la jambe gauche est inférieure d'un centimètre à celle de la jambe droite.

La cuisse est en adduction. Le genou est légèrement fléchi ; mais ce qui frappe surtout, c'est la déformation notable du pied. Cette déformation consiste en pied bot varus équin, mais elle est tellement prononcée que le malade marche littéralement sur ses orteils ; de plus, le gros orteil est en flexion dorsale pas très prononcée.

Pas de tuméfaction ni de crépitation au niveau des jointures ; aucune douleur au niveau des membres paralysés.

Lorsqu'on essaie de faire marcher le malade laissé à lui-même, il ne tarde pas à s'affaisser ; mais, si on le soutient sous les aisselles, il avance en traînant la pointe du pied gauche et en décrivant, avec la pointe de ce même pied, un demi-cercle à convexité en dehors ; en somme, il marche « en fauchant », c'est-à-dire qu'il réalise la démarche hélicopode de Charcot.

Les réflexes tendineux sont un peu plus exagérés du côté gauche que du côté droit, la trépidation épileptoïde n'existe pas.

Les sphincters sont indemnes.

Les réactions électriques sont à peu près normales, comme on peut en juger par l'examen suivant :

Légère diminution de l'excitabilité faradique à gauche, à peine sensible pour le membre supérieur.

Pas de diminution de l'excitabilité faradique, sauf pour l'extenseur commun des doigts à gauche.

Pas d'inversion dans la loi des secousses, sauf encore pour l'extenseur gauche.

Pas de lenteur dans les secousses.

La sensibilité générale est intacte dans tous ses modes.

La santé générale est relativement bonne, cependant, la peau du visage est pâle et les conjonctives peu injectées.

Le malade ne paraît pas bien développé pour son âge.

Traitement : Iodure de potassium, le lactophosphate de chaux, et traitement électrique suivant :

A. *Galvanisation de la moelle :*
Électrodes larges. Courant descendant.

Le pôle positif à la nuque, le pôle négatif au sacrum. Intensité : 5 m. a. ; durée : 5 minutes.

B. *Galvanisation des membres inférieur et supérieur gauches :*
Courant descendant.

Le pôle positif à la nuque — deux tampons reliés au pôle négatif sont placés l'un à la main, l'autre sous le pied. Intensité : 5 m. a. ; durée : 5 minutes.

18 janvier — A la suite d'une chute sur le genou gauche occasionnée par un de ses camarades, il présente un peu d'endolorissement de la région péri-articulaire de ce genou qui disparaît après quelques jours de repos.

21 février — Toujours le même état. Pas d'amélioration.

13 mars — M. le professeur Baumel constate que le malade a de fréquents clignotements d'yeux et qu'il ne peut fixer un objet quelconque sans clignoter. M. le professeur remarque également que le malade a, de temps en temps, des mouvements involontaires de la mâchoire, mouvements qui sont plutôt des secousses.

Le bras gauche présente aussi, de temps à autre, des mouvements involontaires arythmiques d'abduction et d'adduction qui s'exagèrent à l'occasion des mouvements volontaires.

A ce point de vue, le malade présente avec le précédent, atteint d'hémiplégie d'origine traumatique une différence notable: chez celui-ci, les tremblements sont des mouvements rythmiques, chez l'autre, au contraire, ils sont arythmiques.

Le malade, tenant toujours l'avant-bras fléchi lorsqu'il exécute ces mouvements, fait l'effet de quelqu'un qui veut donner des coups de coude à un voisin.

A l'examen de la bouche, on trouve une première grosse molaire en voie d'évolution.

29 mars — Les mouvements précédents persistent, mais un peu diminués de fréquence et d'amplitude.

L'état des contractures des membres inférieurs est toujours le même.

L'infirmière nous apprend que, depuis quelques jours, le malade urine dans son lit, surtout la nuit, ce qu'il ne faisait jamais auparavant. On ordonne des pilules de Trousseau (extrait de belladone, 0 gr. 01, poudre de belladone 0 gr. 02, pour une pilule).

20 avril — Les mouvements du bras gauche semblent être moins accentués. On ne remarque plus les secousses de la mâchoire inférieure.

L'incontinence d'urine continue.

15 mai — Les mouvements sont bien moins marqués.

L'état des contractures est toujours le même.

L'enfant marche toujours avec difficulté.

L'incontinence d'urine a complètement disparu.

M. le professeur Baumel envoie le malade à Balaruc pour faire une saison de cure d'eaux.

On voit que le syndrome que présente ce malade est une hémiplégie spasmodique gauche, accompagnée d'aphasie, d'affaiblissement intellectuel et de secousses choréiques dans le côté malade survenus environ deux ans après le début de la maladie.

La face est indemne.

Les quelques considérations que nous avons faites à propos du malade précédent pour savoir si cette hémiplégie était d'origine cérébrale ou médullaire peuvent être aussi appliquées ici; nous croyons inutile d'y revenir.

Passons en revue, l'un après l'autre, tous les symptômes que présente ce malade et voyons en quoi il s'écarte du type normal, en cherchant à nous expliquer tout ce qu'il présente de particulier.

On voit d'abord que cette hémiplégie ne reconnaît pas pour cause un traumatisme, comme dans le cas précédent. Ce que nous croyons devoir incriminer ici, c'est l'infection, dont témoigne la présence de convulsions au début de la maladie, autant que la sœur peut se le rappeler. On sait, en effet, que les convulsions sont presque toujours dues chez les enfants à une maladie infectieuse quelconque ; c'est une façon spéciale de l'enfance de réagir ainsi contre cette maladie.

Or, ce qu'il y a d'intéressant à remarquer, c'est que, dans les deux cas, le syndrome est le même au fond, et, cependant, la cause de la lésion est toute différente, puisque, dans le premier cas, c'est un traumatisme du crâne avec enfoncement, et que dans le second c'est une infection. Sans doute, la lésion de l'écorce cérébrale doit être à peu près identique dans les deux cas, ou bien il faudrait admettre que les enfants sont susceptibles de réagir de la même façon et de donner lieu à la même expression symptomatique sous l'influence de causes différentes. Il semble d'ailleurs facile de comprendre que, sous l'influence d'un traumatisme, il aurait très bien pu se produire une sclérose partielle de l'écorce et du cerveau, et, dans ce cas, ce serait une lésion identique à celle du second malade, car on sait que dans l'hémiplégie infantile on trouve presque toujours une sclérose plus ou moins étendue du cerveau, ou bien un ramollissement de l'écorce suivi de dégénérescence secondaire.

Au point de vue étiologique, nous pourrions songer encore

à la syphilis héréditaire, que certains auteurs, notamment :
J. Simon, G. Sée, Jendrassik, Gaudard, Moncorvo, de Rio de
Janeiro, ont souvent incriminée. Mais, pour notre malade, les
parents n'existent plus pour nous donner des renseignements,
et chez lui il n'y a pas de stigmates de syphilis, à moins,
cependant, qu'on attribue à la syphilis la grosseur exagérée
de sa tête et son manque d'intelligence.

Le tableau symptomatique que présente ce malade et l'âge
peu avancé auquel a débuté la maladie nous permet presque
d'affirmer que c'est bien plutôt une hémiplégie spasmodique
infantile (type à contractures) qu'une hémiplégie vulgaire chez
l'enfant.

Au point de vue symptomatologique, le début de la maladie ne
présente rien de particulier, car les convulsions qu'il a présentées au commencement existent presque toujours à ce
moment dans l'hémiplégie infantile.

La paralysie a frappé à peu près avec une égale intensité les
membres inférieurs et supérieurs, ce qui est exceptionnel,
puisque d'après les classiques, le membre supérieur est toujours
beaucoup plus atteint que l'inférieur.

Ensuite, chez notre malade l'atrophie n'est pas bien marquée,
et surtout, remarque importante, le membre supérieur n'est pas
plus atrophié que l'inférieur, et ceci encore est en désaccord
avec la description des classiques.

Gaudard, qui s'est beaucoup occupé de l'hémiplégie cérébrale
infantile, avait prétendu que certains groupes musculaires sont
plus particulièrement atteints par la paralysie, notamment, le
groupe du radial au membre supérieur et le groupe du sciatique proplité externe au membre inférieur. Or, par l'électrodiagnostic, que nous avons fait avec le concours de MM. les
professeurs Imbert et Bertin-Sans, nous n'avons pas trouvé que
lesdits groupes soient plus atteints que les autres ; ce qu'il y a
de bien certain chez notre malade, c'est que les mouvements

3

propres de la main sont restés imcomplets quoique tout le membre ait été paralysé au commencement. On sait que c'est là un caractère assez fréquent des paralysies d'origine corticale.

Chez ce malade, la face ne semble pas participer à l'hémiplégie, tandis que, chez le précédent, elle y participe à un léger degré ; ceci n'est pas étonnant puisque bien des auteurs ont signalé la non participation de la face.

Nous avons cru pouvoir poser plus haut le diagnostic d'une hémiplégie infantile (type à contractures) or, en analysant plus attentivement les symptômes, il est permis de ne pas être aussi affirmatif. En effet, y a-t-il des contractures véritables chez le malade? Nous ne le croyons pas, puisque les doigts, qui semblent figés dans leurs contractures de flexion, sont capables, à un moment donné, de déployer une agilité articulaire assez notable, comme le prouve l'acte de les étendre, de saisir avec eux la couverture du lit pour se couvrir. Il semble plutôt que ce sont des tensions musculaires (Muskelsparmingen) anormales pour employer l'expression de Bénédikt. On est donc ici en présence d'un phénomène nouveau, ce n'est pas à proprement parler de la contracture, ce n'est pas non plus tout à fait de l'athétose.

On voit donc que, dans le cas qui nous occupe, la raideur musculaire présente un caractère spécial. D'après Hirt, ce caractère existerait toujours dans l'hémiplégie spasmodique infantile.

Maintenant, en dehors de ces mouvements des doigts, nous voyons qu'au cours de sa maladie, le malade a présenté, à un moment donné, des secousses involontaires du maxillaire inférieur et du bras gauche, secousses qui s'exagéraient un peu à l'occasion des mouvements volontaires.

Quelle est la nature de ces mouvements brusques? Ils ressemblent beaucoup aux secousses choréiques; mais ces derniè-

res sont bien plus fréquentes, serait-ce alors une hémichorée
post-hémiplégique, dont Raymond, un des premiers, a signalé
des cas dans l'hémiplégie infantile? La plupart des arguments
sont contre. L'hémichorée n'est pas accompagnée d'une paralysie aussi accentuée, non plu que de phénomènes évidents de
contracture comme cela se voit chez ce malade. De plus, il n'y
a pas dans l'hémichorée d'exaltation des réflexes tendineux,
or, chez notre malade, ils sont augmentés, ils le sont même un
peu du côté droit. Cependant, nous ne pouvons laisser ina-
perçu un fait qui a son importance dans l'espèce, nous voulons dire l'apparition de la dent de 7 ans. On sait que, d'après
le distingué professeur de la Clinique infantile de Montpellier,
l'apparition des dents de la seconde dentition joue un grand
rôle dans la production de la chorée, et, précisément au moment
de l'apparition de ces mouvements, M. le professeur Baumel a
remarqué que la première grosse molaire était en voie d'éruption. Nous nous contenterons de signaler ce fait sans y insister, puisqu'il a été mis en relief dans la thèse de notre ami le
docteur Michaïloff, thèse inspirée par M. le professeur Baumel.

En somme, on voit que ce malade présente des mouvements
qui ne peuvent être rattachés ni à l'athétose vraie, ni à l'hémichorée; il présente, en outre, des paralysies et des contractures qui ne sont pas des contractures véritables, il y a encore
exagération des réflexes.

Ce n'est pas un type avec athétose vraie, ce n'est pas non plus
un type à contracture vraie, c'est plutôt un type intermédiaire,
type rare, mais qui a été signalé cependant par Benedikt.

Voici ce que dit, à ce propos, Pierre Marie : « Dans certains
cas, on observe des mouvements d'un caractère un peu différent, et ne pouvant même être rangés dans l'une des catégories
précédentes (athétose vraie, hémichorée, mouvements athétosiques) ; tantôt il s'agit de désordres moteurs à caractère
ataxique ; tantôt d'un tremblement plus ou moins prononcé,

surtout pendant l'exécution des mouvements volontaires. »
(article *Hémiplégie*, in *Dict. Encycl.*)

Il semble que l'on puisse conclure, à cause de l'aspect présenté par ce malade, que, chez lui, le faisceau pyramidal est altéré dans sa plus grande partie, ce qui est la cause de la production de la paralysie si intense, de la contracture, de l'atrophie et de l'exagération des réflexes tendineux, tandis que l'autre partie n'est pas très altérée, ce qui permet la production de ces mouvements.

Ce qui est encore intéressant chez ce malade, c'est la coexistence d'aphasie et d'hémiplégie gauche, et la persistance des troubles du langage.

Tous les auteurs ont insisté sur la disparition rapide de l'aphasie, ils ont fixé sa durée à 4 ou 5 mois tout au plus. Or, chez nos deux malades, il y a des troubles du langage bien marqués plus de deux ans et demi même après le début de la maladie. Chez celui qui fait l'objet de cette seconde observation, il est probable que l'affaiblissement intellectuel y entre pour une large part.

Ces troubles de la parole disparaîtront-ils ? Nous aimons à le croire, d'après l'opinion des classiques.

On a remarqué que, dans nos deux observations d'hémiplégie infantile, il n'a pas été question d'attaques comitiales, lesquelles, d'après les classiques, font partie intégrante du tableau clinique de l'affection qui nous occupe. Faut-il admettre qu'elles n'existent pas ? Certes non, car chez eux elles auraient pu passer inaperçues, vu le peu de surveillance que l'on exerçait sur ces enfants avant leur entrée à la clinique. Il n'est pas nécessaire non plus que ces crises d'épilepsie apparaissent dans le courant des deux premières années de l'affection ; très souvent elles ne font leur apparition que 7 ou 8 mois après le début de la maladie (Pierre Marie). Par conséquent, de ce que nous ne les avons pas observées, nous ne sommes pas en droit de conclure qu'elles n'existent pas ; il faut avoir suivi les malades pendant de longues années pour pouvoir affirmer l'absence des manifestations comitiales. Or, nous n'avons observé nos malades que six mois à peine.

Cependant, on voit que chez le second malade il y a eu, fort probablement, de l'épilepsie corticale, jacksonnienne, localisée aux membres du côté paralysé ; mais les renseignements que nous avons reçus à ce sujet sont si peu précis que nous n'osons guère affirmer son existence, d'autant plus que, pendant le séjour du malade à la clinique, aucune crise ne fut observée.

Si on pouvait réellement prouver son existence, cela indiquerait bien les analogies qui existent entre les manifestations convulsives de l'hémiplégie spasmodique infantile et l'épilepsie corticale jacksonienne.

Avant de terminer l'étude sur ce malade, nous nous permettrons de dire quelques mots d'un phénomène d'un ordre différent, que ce malade a présenté au cours de sa maladie ; nous voulons dire l'incontinence nocturne d'urine. Cela nous écartera un peu de notre sujet, mais nous voulons en profiter pour donner une explication qui est personnelle à notre Maître, M. le Professeur Baumel.

Pour le distingué professeur de la Clinique infantile de Montpellier, l'incontinence d'urine chez les enfants reconnaît deux facteurs principaux : 1° une excitation, partant d'un point quelconque de la périphérie des organes génitaux externes, arrive dans la moelle, influence le centre du sphincter vésical et, par voie réflexe, produit l'envie fréquente d'uriner ; 2° à cette action s'en ajoute une autre, provenant de la partie supérieure de la moelle excitée par l'évolution dentaire. L'excitation de la partie supérieure de la moelle aurait pour conséquence d'irriter le centre de la polyurie, d'où augmentation de la quantité d'urine. La réunion de ces deux facteurs explique que l'enfant ne puisse résister au besoin d'uriner.

Cette théorie, comme toutes les théories, souffre beaucoup d'objections, il y a cependant chez notre malade des faits qui plaident en sa faveur. Nous avons trouvé, en effet, chez lui, des adhérences préputiales congénitales qui ne permettaient pas de retirer le prépuce en arrière ; il s'était formé un amas de smegma et un peu d'inflammation du sillon balano-préputial. Ces adhérences sont beaucoup plus fréquentes qu'on ne le pense. Nous les avons observées chez plusieurs enfants du service de M. le professeur Baumel. Un autre fait en faveur de cette théorie est l'apparition de la dent de sept ans (première grosse mollaire), qui a coïncidé avec l'apparition de l'incontinence d'urine.

Cette théorie expliquerait aussi l'apparition et la disparition brusques de l'incontinence d'urine, qui dure deux ou trois mois chez quelques malades se trouvant en pleine période d'évolution dentaire.

M. le professeur Baumel nous a cité plusieurs observations de ce genre, mais le cadre de ce travail ne nous permet pas de les publier.

Un mot sur le diagnostic, pour finir. En présence des signes présentés par ce malade, à quelle autre maladie peut-on songer ?

Une tumeur cérébrale pourrait à la rigueur, produire ce syndrome, mais il manque chez notre malade la céphalalgie persistante et localisée, les vomissements, les phénomènes oculaires (strabisme, névrite optique, etc.). En outre, chez les hémiplégiques par tumeur cérébrale, il n'y a jamais de déformations, ni atrophie si marquée. Cependant, puisque chez notre malade il y a des mouvements athétosiques ou hémichoréiques assez marqués et, puisque la contracture n'est pas bien fixe, ni l'atrophie très prononcée, on ne peut pas éliminer d'une façon absolue l'existence d'une tumeur cérébrale.

La tuberculose méningée, qu'il ne faut pas confondre avec la

méningite tuberculeuse, peut également donner lieu à une hémiplégie infantile. M. le professeur Baumel vient, tout récemment,
d'attirer notre attention sur ce point dans une de ses leçons
cliniques. Cette affection peut être d'autant plus facilement
confondue avec l'hémiplégie spasmodique infantile que, récemment, M. Hutinel, dont on connaît la haute compétence sur ce
sujet a dit avoir observé chez des enfants des cas de tubercules
cérébraux à évolution très lente, dans lesquels l'hémiplégie,
avait les caractères de l'hémiplégie spasmodique infantile.(Art.
Hémipl. spin., in *Dict. Encycl.* Dechambre). Mais, chez notre
malade, nous n'avons aucun motif de songer à la tuberculose,
car il n'a pas d'autres stigmates.

Il est chez les enfants une autre maladie qui offre les plus
grandes difficultés de diagnostic différentiel, c'est l'hémiplégie
choréique, particulièrement signalée par Todd, et récemment
étudiée avec les autres paralysies de la chorée dans la thèse
d'Ollive. Mais, chez notre malade, nous n'y pouvons guère
songer, puisqu'il n'a présenté aucun signe de chorée avant
cette maladie.

Pour bien faire ressortir la différence entre ces deux affections, nous n'avons qu'à citer la description de Pierre Marie
dans son remarquable article sur l'Hémiplégie infantile (in *Dict.
Encycl.*) : « Dans la chorée, il est rare de voir survenir une
hémiplégie complète, bien que le fait ait été constaté (Charcot),
mais on sait, d'autre part, qui la danse de Saint-Guy a une tendance toute particulière aux manifestations unilatérales ; aussi,
ne doit-on pas s'étonner de trouver les formes de transition
les plus variées entre la simple parésie et l'hémiplégie complète. La difficulté du diagnostic est encore accrue par ce fait
que dans l'hémiplégie spasmodique infantile aussi bien que
dans la danse de Saint-Guy les mouvements choréiques font
pour ainsi dire partie intégrante du tableau clinique. On arri-
vera cependant à distinguer ces deux affections l'une de l'autre

en se souvenant que l'hémiplégie choréique se montre généralement à un âge plus avancé (de 7 à 15 ans), qu'elle présente
non plus une exagération, mais une abolition des réflexes tendineux ; son évolution est beaucoup plus rapide (quelques
jours à un ou deux mois) et se termine par la guérison complète ; jamais elle ne se complique d'attaques d'épilepsie ». Par
cette description, on voit ce qu'il faut penser du diagnostic
avec l'hémiplégie choréique ; nous ne voulons plus insister.

Quant au diagnostic différentiel avec l'hémiplégie hystérique,
nous ne pouvons que répéter ce que nous avons dit au sujet
du premier malade.

Parmi les autres affections qui peuvent encore donner lieu
aux symptômes que nous avons observés chez notre malade,
il faut surtout citer la paralysie spinale atrophique infantile.
Nous en avons déjà dit quelques mots à propos du malade précédent ; nous nous contenterons d'ajouter que, dans la paralysie atrophique de l'enfance d'origine spinale, la disposition
des accidents parétiques est moins régulière ; ils sont rarement hémilatéraux.

En outre, dans cette affection, il y a intégrité de l'intelligence, l'atrophie est bien plus rapide, les accès épileptiformes
font défaut, la contractilité électrique est perdue. Dans le cas,
enfin, où la disposition hémiplégique existerait réellement,
les caractères objectifs suivants permettraient encore de faire
aisément le diagnostic.

Dans la paralysie spinale infantile, en effet, il s'agit d'une
paralysie flasque, dans laquelle les réflexes tendineux sont
abolis, qui ne s'accompagne jamais de contracture, mais, au
contraire, d'une laxité toute spéciale des articulations (Pierre
Marie) ; or, chez notre malade, c'est tout le contraire.

La pseudo-paralysie syphilitique, dont on doit surtout la
description aux travaux de MM. Parrot et Troisier, se présente
très rarement sous l'aspect hémiplégique. M. Dreyfous, dans

une revue très complète sur ce sujet, n'en cite qu'un seul cas (Van Harlingen). Dans tous les cas cette pseudo-paralysie syphilitique est facile à reconnaître par la tuméfaction et quelquefois la crépitation au niveau des jointures, par l'existence de douleurs souvent fort vives au niveau des membres paralysés et enfin, par la présence simultanée d'éruptions syphilitiques sur le corps de l'enfant (Troisier).

Enfin, il reste à faire le diagnostic différentiel avec la méningo-encéphalite chronique, diagnostic qui est des plus épineux. Au point de vue du pronostic, nous avons un intérêt réel à la reconnaître. Voici ce que dit Pierre Marie à ce sujet : « Dans la méningo-encéphalite, les troubles moteurs sont assez souvent bilatéraux et, quoique prédominants sur un côté du corps au point d'amener une véritable hémiplégie, ils ne laissent pas de se montrer d'une façon plus ou moins marquée sur l'autre côté. » Or, chez notre malade, les accidents parétiques sont bien cantonnés du côté gauche ; mais il y a cependant peu d'exagération des réflexes du côté droit. « Chez ces malades (atteints de méningo-encéphalite chronique), dit Pierre Marie, l'intelligence ne se conserve pas, sans changement notable, dans l'état où l'avaient laissée les accidents initiaux ; contrairement à ce qui a généralement lieu dans l'hémiplégie spasmodique infantile, on la voit, dans la méningo-encéphalite chronique, diminuer de plus en plus et arriver progressivement jusqu'à l'idiotie. »

Or, notre malade est actuellement presque idiot, et il est difficile d'affirmer s'il l'était davantage au début de la maladie, car à cette époque, personne ne fit sur lui d'observation médicale sérieuse.

CHAPITRE III

OBSERVATION III

UN CAS DE TABÈS DORSAL SPASMODIQUE, AVEC MEMBRES SUPÉRIEURS LÉSÉS AU MÊME DEGRÉ QUE LES MEMBRES INFÉRIEURS

(Service de M. le Professeur Baumel)

Cette observation ne manque pas d'intérêt : 1° par la diffi-culté qu'elle présente de poser un diagnostic précis ; et 2° si c'est réellement un tabès dorsal spasmodique, on verra que les membres supérieurs sont atteints par la lésion au même degré que les membres inférieurs, ce qui est exceptionnel. De plus, comme on le sait, bien des auteurs ne font aucune distinction entre l'hémiplégie spasmodique double et le tabès spasmodi-que infantile ; or, à ce point, il nous semble très intéressant de rapprocher cette malade des autres malades précédents et d'examiner les ressemblances et les différences que présentent ces trois cas.

Valentine A... âgée de 4 ans et demi, entrée dans le service de M. le professeur Baumel, le 6 mai 1897.

Antécédents héréditaires. — Mère nerveuse, père bien portant, un frère plus âgé, bien portant et né à terme.

Antécédents personnels. — Née avant terme (sept mois). A l'âge de un an elle a eu des convulsions, et à l'âge de 3 ans et demi la rougeole. De plus, la petite malade a été allaitée par quatre nourrices dont la dernière a eu des boutons sur la peau et du mal à la bouche ; lorsque cette nourrice a abandonné l'enfant, celui-ci a eu également des boutons sur la peau, d'après les récits du père. Durant toute l'époque de l'allaitement, la malade a toujours eu un gros ventre.

Histoire de la maladie actuelle. — Depuis sa naissance, la malade a toujours eu les jambes faibles, n'a jamais pu apprendre à marcher ; petit à petit les membres supérieurs se sont pris, comme les membres inférieurs. Le père affirme que cette impotence des membres inférieurs n'est pas survenue brusquement : la maladie aurait marché progressivement.

État actuel. — L'enfant ne peut pas marcher toute seule. Quand on la met debout, ses jambes prennent une attitude qui dénote la raideur et l'effort ; elles se raidissent immédiatement, les cuisses s'entre-croisent, ses genoux fléchissent légèrement, ses pieds se placent en extension faible, et une chute est inévitable si on l'abandonne à elle-même. Si on la soutient sous les aisselles, elle finit par faire quelques pas, mais elle avance avec beaucoup d'hésitation ; les jambes manifestent une grande difficulté à se porter en avant ; en même temps, à chaque pas, l'enfant, toujours ainsi soutenue, soulève péniblement le pied en traînant la pointe, laquelle se heurte aux moindres inégalités du sol.

L'enfant est condamnée à une immobilité presque absolue ; elle gît, inerte, dans son lit, incapable de tout mouvement spontané. Cependant, l'impuissance fonctionnelle des membres ne va pas jusqu'à la paralysie complète, puisque la malade arrive, quand elle est ainsi couchée sur le dos, à pouvoir, avec beaucoup de difficulté, il est vrai, mouvoir ses membres inférieurs et supérieurs en tous sens. L'attitude que ses membres affectent est caractéristique : les membres inférieurs sont fortement rapprochés l'un de l'autre par suite de la contracture des adducteurs qui mettent les deux cuisses en adduction et en rotation en dedans ; les cuisses sont légèrement fléchies sur le bassin. La jambe aussi est en flexion légère sur la cuisse. Les pieds sont en varus équin, mais pas d'une façon bien prononcée. Quand on imprime des mouvements passifs au pied, à la jambe de l'enfant, on se heurte à une résistance manifeste : les mouvements sont entravés par la contracture des muscles antagonistes. L'extension complète de la jambe est impossible, la flexion se fait avec moins de résistance. Si on appuie sur le talon de façon à rapprocher les surfaces articulaires du genou, l'enfant n'éprouve aucune douleur. On produit bien plus facilement les mouvements d'extension et de flexion des cuisses que les mouvements d'abduction, qui sont presque impossibles, tellement les muscles adducteurs sont contractés. Quand on amène le pied brusquement dans la flexion forcée, on voit se produire la trépidation épileptoïde d'une façon très nette. Le réflexe rotulien est très exagéré ; celui du tendon d'Achille l'est moins.

La plupart du temps, les membres supérieurs sont serrés contre le corps, les avant-bras et les mains demi-fléchis, les doigts repliés dans la paume de la main, le pouce fortement serré par les derniers. On se heurte à la même résistance quand on leur imprime des mouvements passifs et, en somme, la rigidité est tout aussi accusée aux membres supérieurs qu'aux membres inférieurs. Quant aux mouvements volontaires, ils s'effectuent un peu mieux aux membres supérieurs qu'aux membres inférieurs, mais ils sont maladroits, mal adaptés au but à atteindre. Si la malade veut saisir un objet, sa main décrit une série de grands mouvements oscillatoires et semble planer un instant au-dessus pour le prendre, enfin, avec lenteur et hésitation.

Si on la fait asseoir sur son lit, les cuisses ne pouvant se fléchir complètement, elle tend à basculer en arrière et à tomber à la renverse.

La tête est déjetée de côté, dans un torticolis presque persistant. Lorsqu'on saisit l'enfant par une partie quelconque du corps, on la soulève tout d'une pièce comme une masse rigide et compacte, ce qui prouve que la rigidité musculaire n'est pas exclusivement localisée dans les membres.

La malade semble un peu stupide et n'a appris à parler qu'à l'âge de trois ans ; cependant, elle ne manque nullement d'intelligence : elle cause bien, reconnaît son père, demande des nouvelles de sa mère, de son frère, etc.

Pas de cicatrices dans la bouche.

La malade présente un peu de strabisme convergent.

Pas de troubles de la déglutition, pas de troubles de la respiration, ni de la phonation.

Toutes les sensibilités sont conservées.

Les sphincters sont intacts.

Lorsqu'on observe l'enfant pendant quelque temps, on remarque qu'elle fait des grimaces. La bouche n'est pas déviée. Les pupilles sont égales et se contractent bien.

Jamais de crises convulsives.

Traitement : eau de lactophosphate de chaux ; iodure 0,50 cent. ; eau 20 gr.

Appareil orthopédique.

Un mois plus tard, même état. De plus, il apparaît à la partie supéro-interne de la cuisse gauche une tuméfaction dure ; la peau, à ce niveau, est ecchymosée ; au bout de quelques jours cette tuméfaction disparaît.

En un mot, cette malade présente de la parésie des membres inférieurs et supérieurs, une rigidité musculaire presque généralisée s'exagérant sous l'action des mouvements actifs et passifs, une exagération des réflexes tendineux avec trépidation épileptoïde bien marquée.

On voit que le diagnostic se pose entre l'hémiplégie spasmodique cérébrale infantile double et le tabès spasmodique infantile (maladie de Little).

Avant de commencer la discussion sur le diagnostic, nous croyons utile de dire quelques mots des rapports qui existent entre les deux maladies, que certains auteurs ne différencient point, tandis que d'autres, au contraire, reconnaissent qu'elles présentent des différences capitales.

Parmi les premiers, nous citerons les auteurs anglais et américains, qui, pour la plupart, ne font aucune distinction entre la rigidité spasmodique de Little et l'hémiplégie spasmodique bilatérale. Pour Raymond(1), les états pathologiques désignés sous les noms de maladie de Little, de paraplégie spasmodique, d'hémiplégie spasmodique infantile, de diplégie cérébrale, etc., ne sont pas des espèces morbides distinctes : « ce sont simplement des types qui réalisent, d'une certaine façon,

---

(1) *Progrès Méd.*, 1874.

l'association de quelques symptômes, parmi lesquels dominent la contracture et la paralysie motrice ». Telle est aussi l'opinion de Sachs (de New-York).

Parmi les autres, nous citerons P. Marie (1) et Brissaud. C'est à peu près aussi l'opinion de Déjérine, Marfan, Haushalter et Hartmann.

Si nous nous rapportons à nos propres observations publiées dans ce travail, nous voyons qu'à côté de quelques ressemblances (chez tous les trois, il y a raideur musculaire, réflexes exagérés, troubles de la marche), qui existent entre les deux premiers malades et la troisième, il y a aussi des différences capitales au point de vue de l'étiologie, de l'origine, des symtômes, etc.

Si nous comparons le malade qui fait l'objet du second chapitre et qui est presque un type complet d'hémiplégie spasmodique infantile avec la malade en question, nous voyons que chez le premier la maladie a débuté 4 ans et demi après la naissance età la suite de convulsions, tandis que, chez la petite fille, la maladie semble être congénitale, d'après le récit du père.

Chez cette malade, nous ne trouvons pas de vraie paralysie plus marquée aux membres supérieurs qu'aux membres inférieurs, comme cela se voit chez les hémiplégiques.

Cette malade ne présente aucune atrophie. Or, chez les deux premiers malades, nous voyons que l'atrophie est très marquée, surtout aux membres supérieurs. Enfin, il y a une grande différence au point de vue de l'état intellectuel : le premier paraît idiot, tandis que Valentine A..., malgré son air stupide, ne manque nullement d'intelligence ; ce qui est défectueux chez elle, ce n'est pas l'intelligence, c'est plutôt un état spasmodique qui fait obstacle au jeu des muscles dont l'intelligence se

---

(1) *Leçons sur les maladies de la moelle*, 1892.

sert pour s'exprimer. Elle n'a jamais présenté d'attaques d'épilepsie.

On voit donc que ces deux affections diffèrent notablement ; en outre, d'après ce que nous avons dit plus haut, nous croyons être en droit d'éliminer l'hémiplégie spasmodique infantile bilatérale.

Il reste le tabès spasmodique infantile, en faveur duquel nous avons comme argument la naissance avant terme qui, d'après Little, se rencontre très souvent chez ces malades, et qui cause probablement le développement incomplet du faisceau pyramidal. Enfin, l'origine congénitale est encore en faveur de la maladie de Little. Nous ne voyons pas d'autre maladie qui puisse mieux nous expliquer le tableau clinique que présente cette maladie.

La particularité de cette troisième observation consiste en ce que les membres supérieurs sont presque aussi atteints que les membres inférieurs. Les muscles du cou sont atteints de rigidité, ce qui est aussi rare. Enfin, les grimaces spasmodiques qu'elle présente ont été rarement notées par les auteurs, puisque Feer, sur 179 cas d'état spasmodique congénital des membres, a noté deux fois, seulement, ce phénomène.

Quant à la tuméfaction de la partie supérieure de la cuisse, que la malade a présentée à un moment donné, M. le professeur Baumel l'attribue à une chute qui aurait passé inaperçue.

Le tableau clinique de cette malade est si caractéristique que nous croyons inutile d'en faire le diagnostic différentiel avec la myélite transverse, la sclérose en plaque cérébro-spinale, certaines paralysies hystériques accompagnées de contracture et enfin la paralysie spinale infantile.

En présence de cette malade, on pourrait tout d'abord songer à la parésie des membres inférieurs d'origine dentaire, qui fera l'objet du chapitre suivant ; mais le diagnostic, comme on le verra, est bien facile à faire.

Les éruptions chez cette enfant, dont nous parla le père, ne nous semblent pas avoir été de nature syphilitique, puisque, actuellement, on ne trouve aucune cicatrice dans la bouche ou ailleurs. Pas de stigmates non plus de syphilis héréditaire. Enfin, le traitement par l'iodure n'a amené aucune amélioration.

CHAPITRE IV

QUELQUES CAS DE PARÉSIE DES MEMBRES INFÉRIEURS
D'ORIGINE DENTAIRE

Ce chapitre sera consacré à l'étude d'une série de malades que nous avons observés surtout à la consultation externe des maladies des enfants de l'Hôpital-Général, et dont nous publions seulement quatre observations, car les limites de ce travail ne nous permettent pas de les citer toutes. Nous les devons, pour la plupart, à l'obligeance de M. le professeur Baumel.

L'intérêt que présente ces observations consiste en ce qu'on ne peut les rattacher à aucune maladie décrite jusqu'à présent ; on en jugera, d'ailleurs, quand on les aura lues.

OBSERVATION IV

(Consultation externe et clinique des maladies des enfants. — Service de M. le Professeur Baumel).

Marthe Rienf..., 20 mois, est amenée à la consultation externe le 8 février.

Antécédents héréditaires. — Père bien portant, mère très nerveuse.

Antécédents personnels. — L'enfant a été élevée au sein jusqu'à l'âge de 19 mois. A été soignée, il y a quatre mois, pour une bronchite.

Depuis quatre jours, a cessé de marcher et même de se tenir debout.

Examen. — L'état général semble très bon. Pour son âge, l'enfant est assez développée. Elle possède les quatre incisives latérales, les quatre petites molaires antérieures, et les quatre canines sont en voie d'éruption. Les gencives, à ce niveau, sont rouges et tuméfiées. Pas de fièvre.

La fontanelle bregmatique est presque fermée.

Il n'y a aucune déviation des tibias ni des fémurs.

Le ventre n'est pas gros. Aucune déformation du thorax.

Pas de troubles de la sensibilité. Pas d'atrophie.

L'enfant ne peut se tenir debout que lorsqu'elle est soutenue sous les aisselles. Ne fait aucun mouvement pour marcher. Couchée, elle exécute quelques légers mouvements dans tous les sens avec ses membres inférieurs. Si on soulève la cuisse, la jambe ne retombe pas brusquement, mais met un certain temps pour se fléchir.

Les membres supérieurs sont sains.

Traitement. — Eau de lactophosphate de chaux.

Le 21 février, la mère présente de nouveau son enfant à la consultation. On constate à peu près le même état des membres inférieurs. Les gencives sont toujours un peu rouges et tuméfiées.

Le 5 mars, la mère, à laquelle nous avons dit de ramener son enfant dans quelque temps, nous raconte qu'elle marche très bien depuis trois ou quatre jours. Les canines sont tout à fait sorties.

OBSERVATION V

(Consultation externe et clinique des maladies des enfants. — Service de
M. le Professeur Baumel)

Joseph Tr..., 2 ans, est amené à la consultation externe le 2 mars.

Antécédents héréditaires. — Père et mère bien portants.

Antécédents personnels. — N'a eu, jusqu'à présent, qu'une bronchite à l'âge de un an et demi.

Maladie actuelle. — Depuis un mois, l'enfant ne peut plus marcher comme auparavant.

De temps à autre il grince des dents.

N'a que 16 dents, les petites molaires postérieures pointent au niveau des gencives, qui sont rouges et tuméfiées.

Les appareils digestif, circulatoire et respiratoire ne présentent rien d'anormal.

Aucune déformation du thorax.

Pas de déviation des tibias et des fémurs. La fontanelle bregmatique est fermée.

Si on ne soutient pas l'enfant sous les aisselles, il s'affaisse. Mis dans son lit, il peut faire de très légers mouvements dans tous les sens.

Pas de troubles de la sensibilité.

Les membres supérieurs sont sains.

M. le professeur Baumel ordonne du lactophosphate de chaux pour favoriser la sortie des dents, et repos.

Le 17 mars, la mère nous apporte l'enfant en nous disant qu'il commence à marcher. Mis debout, il se tient très bien. Les petites molaires sont presque tout à fait sorties.

OBSERVATION VI

(Consultation externe et clinique des maladies des enfants. — Service de M. le Professeur Baumel)

Emilie C..., 25 mois, est amenée à la consultation externe le 30 mars.

Antécédents héréditaires. — Le père est alcoolique, la mère a des crises de nerfs.

Antécédents personnels. — A eu de l'eczéma autour des oreilles, à l'âge de un an et demi.

Maladie actuelle. — Depuis quelques jours, l'enfant ne dort pas bien la nuit. De temps en temps elle pousse des cris plaintifs et ne peut plus marcher, ni se tenir debout, même appuyée entre deux chaises.

A l'examen, on trouve que l'enfant n'a que 16 dents ; les 2 canines inférieures pointent au niveau des gencives, qui sont partout rouges et tuméfiées.

Pas de fièvre.

Pas de déformation du thorax.

Pas de déviation des membres antérieurs, aucune convexité au niveau des tibias.

La fontanelle bregmatique est fermée.

Dans son lit, l'enfant exécute quelques légers mouvements avec les membres inférieurs ; mise debout, elle ne tarde pas à s'affaisser.

La sensibilité est conservée.

Traitement.— Repos, régime lacté, lactophosphate de chaux, sirop de quinquina.

Le 12 avril, nous sommes allé prendre des nouvelles de l'enfant. La mère nous signale une légère amélioration. Les gencives sont toujours dans le même état.

Le 20 avril, la mère nous ramène l'enfant à la Clinique en nous disant qu'elle a commencé à marcher. Les canines sont tout à fait sorties.

OBSERVATION VII

(Nous devons l'observation suivante à M. le docteur Andrieu, aide de clinique des maladies des enfants.)

Blanche L..., 14 mois, se présente dans le cabinet de M. le docteur Andrieu, le 28 avril.

Antécédents héréditaires. — Le père a eu des hémoptysies à deux reprises ; mère bien portante.

Maladie actuelle. — Présente tous les signes de broncho-pneumonie.

Jusqu'à l'âge de 13 mois, elle se tenait debout et pouvait marcher un peu ; il y a un mois qu'elle ne marche plus.

Deux petites molaires antérieures sont en voie d'éruption.

Aucun signe de rachitisme.

Traitement.— Sirop d'ipéca, repos, régime lacté, lactophosphate de chaux.

Le 9 mai, M. le docteur Andrieu revoit la malade et constate qu'elle se tient debout, commence à marcher un peu, que les signes de broncho-pneumonie ont presque disparu et que les petites molaires antérieures sont tout à fait sorties.

Il nous semble que l'on peut juger suffisamment, après avoir lu ces quelques observations, sous quel aspect se présente cette affection.

Voici un enfant, qui depuis quelque temps, marchait assez bien ; il ne peut, depuis quelques jours, se tenir sur ses jambes ; il refuse de jouer, il est triste, mâchonne, grince des dents; mis dans son lit, il a beaucoup de peine à mouvoir ses jambes. Cet état continue pendant quelques jours, quelques semaines parfois, et disparait brusquement, sans amener d'autres troubles.

Comme on le voit, ce n'est pas une paralysie vraie, puisque l'enfant est capable d'exécuter quelques légers mouvements avec ses membres inférieurs. Aussi, notre Maître distingué, M. le professeur Baumel a-t-il désigné cet état sous le nom de « parésie » et, pour montrer qu'elle est étroitement liée à l'évolution dentaire, il ajoute les mots « d'origine dentaire ». En effet dans toutes les observations que nous avons recueillies, nous avons trouvé cette coïncidence de la sortie d'une ou plusieurs dents avec la parésie des membres inférieurs. Une fois les dents sorties, les phénomènes de parésie disparaissent complètement. Nous avons observé cette affection surtout au cours de la première dentition.

On voit par cette description combien cette impotence des membres inférieurs ressemble à celle que l'on observe au cours du rachitisme. Nous sommes convaincu que tous les praticiens ont observé des malades de cette catégorie puisqu'ils ne sont pas rares (dans l'intervalle de 6 mois, nous avons observé 16 malades à la consultation externe de l'Hôpital-Général). Seulement, ils ont attribué ces phénomènes (parésie) au rachitisme. Or, nous avons soigneusement recherché les signes de rachitisme chez nos malades et nous n'en avons jamais observé. D'ailleurs, la faiblesse des membres inférieurs que l'on observe chez les rachitiques, ne revêt nullement les caractères de la parésie d'origine dentaire ; celle-ci apparaît et disparaît brusquement, tandis que l'autre débute insidieusement, s'accompagne de douleurs, de déformation des membres, et dure beaucoup plus longtemps.

Dans certains cas, on peut confondre la parésie des membres inférieurs d'origine dentaire (surtout si on la méconnaît) avec la paralysie spinale infantile à son début lorsque celle-ci affecte la forme paraplégique.

Si un enfant présente, en effet, à la fois la parésie des membres inférieurs d'origine dentaire, un état fébrile causé par une bronchite, une broncho-pneumonie ou autre maladie infectieuse et des convulsions, qui sont si fréquentes au cours de ces maladies chez les enfants, on voit qu'on est tout de suite porté à songer à la paralysie spinale infantile. Or, il y a un grand intérêt, au point de vue du pronostic, de différencier ces deux maladies, puisque, tandis que l'une guérit rapidement sans laisser de traces, l'autre laisse des troubles et des déformations des membres, presque pour toute la vie. Dans ce cas, il n'y a qu'à analyser de très près les symptômes que présente le malade, prendre surtout en considération la marche de la maladie et l'état de la dentition pour poser le diagnostic exact. La paralysie spinale infantile, pendant sa période chronique, peut encore prêter à la confusion ; mais, dans ce cas, on a des déformations, de l'atrophie, de la paralysie vraie, flasque, ce qui manque dans la parésie d'origine dentaire.

Il y a une pseudo-paralysie infantile d'origine syphilitique, dont nous avons déjà parlé dans les chapitres précédents, qui peut atteindre, comme la parésie d'origine dentaire, les deux membres inférieurs. Mais cette pseudo-paralysie syphilitique est due à la disjonction de la diaphyse et de l'épiphyse des os (Parrot, Troisier) ; on la reconnaît aux vives douleurs qu'on provoque par les mouvements et la tuméfaction des jointures accompagnée ou non de crépitation.

Quant à la pathogénie de la parésie des membres inférieurs d'origine dentaire, nous ne nous y arrêterons pas beaucoup, car ce serait faire de la théorie pure, sans grande importance. Ce que nous voulons mettre surtout en lumière, c'est l'existence de cette affection ; maintenant, qu'on l'attribue à l'évolution dentaire ou non, cela nous importe peu. Cependant, étant donné cette coïncidence avec l'évolution dentaire, nous sommes bien en droit de nous demander si celle-ci ne joue pas un rôle dans la production de la parésie, d'autant plus qu'on ne trouve aucune autre cause qui puisse nous l'expliquer.

Par quel mécanisme l'évolution dentaire peut-elle donner lieu à ce phénomène. On ne peut guère répondre qu'en admettant qu'une irritation continuelle produite par la sortie d'une dent sur le trijumeau, transmise à travers les faisceaux de la moelle jusqu'au bulbe, exerce sur les noyaux bulbaires, chez un sujet prédisposé, une action tantôt excitante (convulsions), tantôt inhibitive : c'est le cas dans la parésie liée à l'évolution dentaire. Nous avons cherché à nous expliquer cette prédisposition par une hérédité nerveuse, mais, il faut l'avouer, nous ne l'avons pas toujours trouvée.

C'est donc à un réflexe que nous avons recours pour donner l'explication ; or, le réflexe est souvent une manière de s'exprimer qui cache notre ignorance sur certains faits, mais nous sommes forcés d'admettre cette explication à défaut de meilleure.

D'ailleurs, est-ce plus clair quand les maîtres éminents de neuro-pathologie nous disent : une excitation des nerfs partant d'une cicatrice périphérique peut, chez un sujet prédisposé, provoquer des crises d'épilepsie ? Non assurément.

On a observé, dans des cas très rares, des hémiplégies produites par action réflexe chez des enfants dont le tube digestif contenait des vers intestinaux (Vallantin, thèse de Paris, 1875); or, cette explication n'est pas plus démonstrative que les autres.

Quoi qu'il en soit, nous croyons que l'évolution dentaire joue un grand rôle dans la production de beaucoup d'autres accidents.

Voici ce que dit à ce propos Variot dans la traduction du livre du docteur anglais Henoch Goohdard : « Lorsqu'on voit des enfants dont l'alimentation est parfaite, tenus très proprement, bien protégés contre le froid, ne présentant aucune manifestation de rachitisme, être atteints de diarrhée cédant après la percée d'une dent, de toux coqueluchoïde dans les mêmes conditions, ou de convulsions éphémères, on a une grande tendance à incriminer l'évolution dentaire. »

Pourquoi, en effet, ne pas admettre, avec Henoch Goohdard et d'autres, que des troubles fonctionnels réflexes du côté des divers organes peuvent se montrer, en ayant égard à l'excitabilité extrême du système nerveux des enfants. On voit, d'ailleurs, des enfants qui sont pris de troubles nerveux chaque fois qu'ils percent une dent.

Ce que nous voulons mettre en relief, nous le répétons, c'est l'existence de cette parésie des membres inférieurs, son explication pouvant être laissée au second plan.

On conçoit, dans ce cas, combien le rôle du médecin est simple et encourageant, quel soulagement il apporte dans l'esprit des parents éplorés ; mais on conçoit aussi combien peut être préjudiciable, au point de vue moral, pour le clinicien, l'ignorance de ces cas.

Dans les recherches bibliographiques très étendues que nous avons faites à ce sujet, nous n'avons trouvé que deux auteurs qui aient signalé des paralysies au cours de l'évolution dentaire ; aucun n'a parlé d'une parésie telle que celle décrite par nous.

L'un de ces auteurs est Hamilton, qui a publié quelques cas de paralysie liée à la première dentition (Hamilton : Cases of paralysis connected with dentition; *American Med. Times*, New-York, 1860, I, 12). L'autre est un auteur allemand, Fliess, qui a publié des cas semblables (Fliess M. : Ueber die durch Zahnreiz hervorgerufenen Muskel und Gefühlsthmungen bei Kindern ; *J. f. Kinderkr.*, Berlin, 1849, XIII, 19-46).

CHAPITRE V

TROIS CAS DE PARALYSIE SPINALE INFANTILE

Comme il est très fréquent de confondre les états paralytiques que nous avons étudiés en partie dans les chapitres précédents avec la paralysie spinale infantile à sa période chronique, maladie très fréquente chez l'enfant, nous avons jugé
utile de donner une observation type de cette maladie. Cela
nous a paru préférable à une description plus ou moins abs-
traite de cette maladie.

OBSERVATION VIII

(Clinique des maladies des enfants. — Service de M. le Professeur Baumel)

Jean R..., 3 ans, entré à l'hôpital le 23 décembre.

Cet enfant appartient à l'Assistance publique.

Antécédents héréditaires. — Inconnus.

Antécédents personnels. — Inconnus.

Histoire de la maladie actuelle. — Le médecin de l'Assistance
publique de B... nous a assuré qu'il y a huit mois, l'enfant a présenté
tous les signes de la paralysie spinale infantile. C'est à cette époque
que remonte le début de la maladie actuelle, caractérisée par de la
paralysie flasque des membres inférieurs, le droit étant moins
atteint que le gauche. Pas de contractures ; l'enfant ne peut marcher ;
mis debout, il s'affaisse immédiatement ; quand on soulève la cuisse,
la jambe tombe brusquement. Léger degré de varus équin des deux
côtés.

Les membres supérieurs sont sains. Pas de relâchement des sphincters. Les réflexes tendineux sont diminués.

L'exploration électrique nous a montré que la paralysie est surtout localisée aux muscles extenseurs des orteils, au jambier antérieur et au triceps crural. Les autres muscles semblent sains.

Les membres inférieurs sont grêles, atrophiés.

L'enfant se traîne parfois sur ses ischions et peut ainsi se mouvoir faiblement.

Voici un cas de paralysie spinale infantile s'écartant notablement du type classique ci-avant :

Un enfant de deux ans, qui était rentré dans le service de M. le professeur Baumel, le 3 décembre, présenta, à la suite d'un état fébrile de trois jours, accompagné de convulsions, une paralysie presque généralisée, plus marquée cependant aux membres supérieurs. Cinq mois plus tard, cet enfant n'avait plus rien aux membres inférieurs ; aux membres supérieurs, on remarquait une atrophie très prononcée des deltoïdes ; les mouvements d'abduction étaient presque anéantis.

Un autre enfant que nous avons vu à la consultation de l'Hôpital-Général a été, au dire de sa mère, paralysé du membre supérieur gauche à la suite de convulsion et fièvre. De plus, après cette maladie, la mère a observé que l'enfant louchait. Au moment où nous avons examiné l'enfant, il présentait un léger degré de main bote du côté gauche et strabisme convergent prononcé de l'œil gauche, le muscle droit externe étant paralysé.

Pour être complet dans notre statistique, nous devrions encore publier en détail les observations d'un grand nombre de malades atteints de paralysie, mais les limites de ce travail ne nous permettent que de les énumérer.

Ainsi, nous avons observé, pendant notre stage de six mois à la Clinique des enfants, 8 cas encore de paralysie spinale infantile, 4 cas d'hémiplégie spasmodique infantile, 1 cas de paralysie avec contracture de quelques muscles du cou à la suite de coqueluche, un cas intéressant de pseudo-paralysie rachitique, qui a été relaté dans la thèse de Sauze, 1899, inspirée par M. le professeur Baumel. Nous avons également vu un cas de paralysie du facial inférieur, survenue chez une fillette de 10 ans 1/2 à la suite de refroidissement contracté, la veille, à la fenêtre d'un wagon et aggravée encore par un second refroidissement, le soir même. L'enfant se coucha bien portante et se réveilla avec une paralysie.

Enfin, au dernier moment, est entrée dans le service, une fillette de 7 ans qui, à la suite de convulsions, il y a un an, a été paralysée de tout le côté gauche, sauf la tête. Actuellement, elle a le membre inférieur gauche impuissant; mais l'impuissance ne va pas jusqu'à la paralysie complète, puisque elle peut marcher en traînant la jambe malade. Les membres supérieurs sont sains. Pas de troubles de l'intelligence, ni de la parole ; jamais de crises d'épilepsie.

Cette paralysie nous semble être plutôt d'origine spinale, malgré sa forme hémiplégique du début, et on voit, à ce point de vue, l'intérêt qu'elle présente à être rapprochée des cas précédents.

CONCLUSIONS

1° Le traumatisme de la tête (s'accompagnant vraisemblablement de lésion de l'écorce et du cerveau) peut déterminer chez l'enfant une hémiplégie spasmodique cérébrale réalisant, soit le type à contracture, soit le type à athétose.

2° Une aphasie durable peut, comme dans notre observation, être causée par un traumatisme ayant porté même sur la partie droite de la tête.

3° L'hémiplégie cérébrale infantile gauche peut s'accompagner d'aphasie, ce qui est un fait rare.

4° Dans l'hémiplégie cérébrale infantile, les troubles de la parole peuvent persister bien plus longtemps que ne l'ont signalé les auteurs (un mois), et nous avons même une observation où l'aphasie presque complète persiste encore, et cela depuis plus de deux ans et demi.

5° Un enfant atteint d'hémiplégie cérébrale d'origine traumatique peut avoir une démarche parkinsonienne sans présenter les autres symptômes de la maladie de Parkinson.

6° Les crises comitiales, que l'on observe au cours de l'hémiplégie cérébrale infantile et qui, selon les auteurs, apparaissent généralement quelques semaines après le début de la maladie, n'ont pas encore apparu chez notre malade, c'est-à-dire deux ans et demi après le début de la maladie.

7° Les membres malades, dans l'hémiplégie cérébrale infantile, peuvent, à un moment donné, présenter des mouvements anormaux, ne pouvant être rattachés ni aux mouvements choréiques, ni aux mouvements athétosiques, ni à aucun autre espèce de mouvements décrits jusqu'à présent.

8° Dans le tabès dorsal spasmodique infantile (maladie de Little), les quatre membres peuvent être atteints au même degré, quoique les classiques disent que, généralement, les membres inférieurs soient beaucoup plus atteints que les membres supérieurs.

9° Il existe chez les enfants une affection spéciale des membres inférieurs, non décrite jusqu'à présent, caractérisée par la parésie de ces membres et étroitement liée à l'évolution dentaire.

BIBLIOGRAPHIE

BAUMEL. — Leçons cliniques sur les maladies des enfants.

BENEDICKT. — Nervenpathologie und Elektrotherapie. Leipzig, 1874.

BERNARDT. — Ueber die spastische Cerebralparalysie im Kinderalter. *In* Virchow's Arch. c, II, p. 26.

BRISSAUD. — Leçons sur les maladies nerveuses.
    »   Recherches anatomo-pathologique et physiologique
    »   sur la contracture permanente des hémiplégiques.
    »   Thèse de Paris, 1880.

CARAZ (A). — Hémiplégie et aphasie passagère chez un enfant à la suite d'une chute sur la tête. Union méd., 1883.

CHARCOT. — Leçons sur les maladies du système nerveux.
    »   Sur le tabès dorsal spasmodique. Progrès méd., 1876.

COMBY. — Traité des maladies des enfants.

D'ESPINE et PICOT. — Manuel pratique des maladies de l'enfance.

DREYFOUS (F.). — De la pseudo-paralysie syphilitique (maladie de Parrot). In Rev. de méd., 1885.

DUCHENNE (G. M.) fils. — De la paralysie atrophique graisseuse de l'enfance. Thèse de Montpellier, 1864.

FILATOW. — Diagnostic des maladies de l'enfance.

FLIESS (M.). — Ueber die durch Zahnreiz hervorgerufenen Muskel = und Gefühlslähmungen bei Kindern. J. f. Kinderkr. Berlin, 1849, XIII, p. 96.

FÖRSTER. — Mitteilungen über die im neuen Dresdner Kind...; *in* Jahrb. f. Kinderheil... N. F. XV, 1880.

GAUDARD (E.). — Contribution à l'étude de l'hémiplégie cérébrale infantile. Thèse de Genève, 1884.

GERHARDT. — Hémiplegia spastica infantilis *In* Lehrbuch der Kinderkrankheit. 1881.

GOODHART. — Traité des maladies des enfants.

GRANCHER. — Traité des maladies des enfants.

GRASSET et RAUZIER. — Traité des maladies du système nerveux.

HAMILTON. — Cases of paralysis connected with dentition. Amer. med. Times. New-York, 1860.

HAMON. — De la paralysie spinale infantile. Thèse de Paris, 1878.

JENDRASSIK et MARIE. — Contribution à l'étude de l'hémiatrophie cérébrale par sclérose lobaire. In Arch. de physiol., 1885.

JUBINEAU (F.). — Etude sur le tabès dorsal spasmodique. Thèse de Paris, 1883.

MAGITOT. — Discussion à l'Académie de méd. sur les accidents de dentition. Bulletin de l'Académie de méd., 1892.

PIERRE MARIE. — Article : Hémiplégie spasm. cérébr. inf. In Dict. encycl. Dechambre

RAYMOND. — Leçons sur les maladies du système nerveux.
    »   Etude anatomique, physiologique et clinique sur
    »   l'hémianesthésie, l'hémichorée et les tremblements
    »   symptomatiques. Thèse de Paris, 1876.

RICHARDIÈRE. — Etude sur les scléroses encéphaliques primitives de l'enfance. Thèse de Paris, 1885.

VALLANTIN. — Recherches sur les causes de l'hémiplégie. Thèse de Paris, 1875.

WUILLAMIER. — De l'épilepsie dans l'hémiplégie spasmodique infantile. Thèse de Paris, 1882.

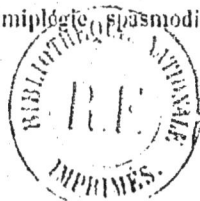

SERMENT

En présence des Maîtres de cette École, de mes chers condis-
ciples et devant l'effigie d'Hippocrate, je promets et je jure, au
nom de l'Être suprême, d'être fidèle aux lois de l'honneur et de
la probité dans l'exercice de la Médecine. Je donnerai mes soins
gratuits à l'indigent, et n'exigerai jamais un salaire au-dessus
de mon travail. Admis dans l'intérieur des maisons, mes yeux
ne verront pas ce qui s'y passe; ma langue taira les secrets qui
me seront confiés, et mon état ne servira pas à corrompre les
mœurs ni à favoriser le crime. Respectueux et reconnaissant
envers mes Maîtres, je rendrai à leurs enfants l'instruction que
j'ai reçue de leurs pères.

Que les hommes m'accordent leur estime si je suis fidèle à mes
promesses! Que je sois couvert d'opprobre et méprisé de mes
confrères si j'y manque!

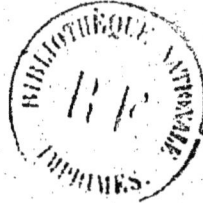

90

COBAYES.	DOSE injectée en c. c.	SURVIE.	GENRE de mort.	SYMPTÔMES au moment de la mort.	LÉSIONS MÉDULLAIRES.
I...	1/20	9 jours.	Spontané.	Contractures généralisées.	Lésions cellulaires bilatérales, rares, peu intenses, pouvant se retrouver chez le cobaye non tétanique.
II..	1/4	10 jours.	Spontané.	Contractures généralisées.	
III..	1/4	18heures.	Sacrifié.	Contractures locales.	
IV...	1/2000	4 jours.	Sacrifié	Contractures locales.	Lésions cellulaires bilatérales, nombreuses,assez avancées.
V...	3/2000	34 jours.	Sacrifié.	Tétanos généralisé guéri.	*Lésions de toutes les cellules, au maximum d'intensité.*
VI..	1	24heures.	Sacrifié.	Contractures généralisées.	Lésions cellulaires disséminées, moins intenses que chez V.

Le *lapin* présente également une altération de plusieurs cellules des cornes antérieures qu'on peut ainsi schématiser : disparition progressive des grains et bâtonnets chromatophiles.

Le tableau suivant résume les résultats obtenus sur 5 *chiens*:

CHIENS.	DOSE injectée en c. c.	SURVIE, en jours.	GENRE de mort.	SYMPTÔMES au moment de la mort.	LÉSIONS MÉDULLAIRES.
I...	4	11	Spontané.		
II ..	7,5	5	Spontané.		
III..	8	7	Spontané.	Tétanos généralisé.	Aucune lésion médullaire.
IV..	25	4	Sacrifié.		
V .	30	4	Sacrifié.		

En résumé, d'après nous :

Certaines cellules motrices médullaires du cobaye tétanique présentent toujours, avec le Nissl, des aspects anormaux, d'intensité et de topographie très variables et sans rapport avec celles des contractures. Ces lésions peuvent atteindre leur maximum d'intensité chez des cobayes guéris; elles peuvent s'observer chez des cobayes non tétaniques.

Le lapin tétanique peut aussi présenter des altérations de ses cellules nerveuses médullaires.

Le chien tétanique n'offre pas de lésions appréciables par les méthodes actuelles de coloration. Il faut conclure que *ces lésions peuvent exister sans tétanos et que le tétanos peut exister sans elles; elles ne sont nullement pathognomoniques. La contracture n'en est pas fonction.* La chromatolyse de la cellule nerveuse n'a rien de spécial; c'est un simple trouble qui se produit chaque fois qu'un obstacle quelconque entrave le fonctionnement normal du neurone.

Postérieurement, ont paru deux mémoires. Donetti (1898) observe des lésions cellulaires dans la moelle

d'un homme tétanique, mais affirme qu'elles ne sont
pas spécifiques et qu'elles sont sans rapport avec les
contractures. Pechoutre (1898) étudie trois lapins.
Deux ont été inoculés avec des cultures complètes et
un seul avec la toxine. Ce dernier était en voie de guérison, bien que présentant encore des contractures.
Ils offraient les lésions habituelles.

En somme : *la contracture n'est pas fonction d'une
lésion nerveuse appréciable par les méthodes actuelles
de recherche*

Comme on le voit, d'après ce résumé critique, la
pathogénie de la contracture tétanique est encore
enveloppée d'obscurités, malgré le nombre et la valeur
des travaux qui lui ont été consacrés.

III. — DIAGNOSTIC, PRONOSTIC DU TÉTANOS

Nous ne ferons pas une étude complète du diagnostic
et du pronostic du tétanos. Nous nous en tiendrons aux
notions indispensables pour la compréhension des dis-
cussions que soulèvera la critique des différents modes
de traitement.

1. — DIAGNOSTIC

Le diagnostic du tétanos confirmé est facile. Peut-
être l'hésitation est-elle permise tout à fait au début,
à l'apparition des premières contractures, surtout dans
certains cas de tétanos médical ou chez les nouveau-
nés. On trouvera les éléments du diagnostic différentiel dans tous les Traités de chirurgie.

Le traitement sérothérapique sous-cutané n'ayant
aucun pouvoir curateur, mais étant sûrement préventif, il serait excessivement important d'avoir un
signe qui permette de diagnostiquer le tétanos avant
l'apparition des contractures, pendant la période absolument silencieuse d'incubation. Bien plus, si le traitement intracérébral de Roux et Borrel donne des

résultats satisfaisants, il serait capital de pouvoir l'instituer très rapidement. Si la plaie tétanique avait un signe caractéristique visible comme la fausse membrane diphtérique, le sérum antitétanique serait aussi efficace que l'antidiphtérique. L'un de nous s'est demandé si le phénomène de l'agglutination, le sérodiagnostic de Widal, ne pourrait pas s'appliquer au tétanos. Au cas où l'agglutination du bacille de Nicolaïer par le sang d'un tétanique serait possible avant les contractures, il serait peut-être encore temps, à ce moment, d'injecter préventivement le sérum. Sabrazès et Rivière avaient prétendu agglutiner avec le sang de tétaniques confirmés. Il suffisait de rechercher, chez l'animal injecté avec de la toxine, le moment d'apparition de cette propriété du sang.

Les expériences, poursuivies avec la collaboration de Jullien, ont prouvé qu'il fallait renoncer à cet espoir (1). Non seulement pendant l'incubation, *mais même en plein tétanos confirmé*, le sang de l'homme, de la souris, du cobaye, du chien, du lapin, etc., n'agglutinent jamais une culture du bacille de Nicolaïer. Le sérum de cheval normal agglutine dans une certaine mesure. *Il n'y a pas de séro-diagnostic du tétanos par la recherche de l'agglutination.*

. 2. — PRONOSTIC

Le tétanos est une affection presque toujours, mais non constamment, mortelle. Si on consulte les statistiques des chirurgiens militaires, qui voient surtout des cas graves, on arrive à 90 p. 100 de mortalité. Les tétanos médicaux guérissent très souvent. La moyenne de mortalité sur l'ensemble serait, d'après Vaillard, de 70 p. 100 environ. Nous savons qu'on peut, avec de faibles doses de toxine, obtenir un tétanos expérimental curable, même chez la souris.

Deux éléments de pronostic sont surtout à retenir : la *longueur de l'incubation* et l'*élévation de la tempé-*

(1) J. COURMONT, *Congrès de Nantes*, août 1898, *Société de biologie*, 3 décembre 1898. — JULLIEN, *Thèse de Lyon*, 1898-99.

rature. Plus l'incubation est courte, plus le tétanos est grave ; les tétanos qui surviennent deux, trois ou quatre jours après l'accident sont presque toujours mortels. Plus la température s'élève, plus le pronostic est sombre ; le tétanos fébrile est le plus souvent mortel. Ajoutons aussi que la *fréquence du pouls et de la respiration* indique une aggravation considérable de la maladie.

Le tétanos chirurgical interne (abdominal, etc.) est plus grave que le tétanos externe.

Une première attaque ne confère pas l'immunité.

On se méfiera de la possibilité de rechutes et d'aggravation subite, sans cause apparente, d'un tétanos en apparence bénin.

IV. — TRAITEMENT DU TÉTANOS

On trouvera dans les Traités de chirurgie l'histoire des innombrables traitements qui ont été opposés au tétanos.

N'examinons que ceux dont l'efficacité est reconnue, ou au moins probable.

1. — TRAITEMENTS SYMPTOMATIQUES

Lorsque le tétanos est déclaré, il faut soulager le malade en diminuant l'excitabilité de son système nerveux et en supprimant toutes les excitations.

Le tétanique sera placé au lit, dans une chambre obscure. Aucun mouvement inutile ne lui sera demandé. Aucun bruit ne sera toléré. Les pas eux-mêmes seront étouffés par des tapis épais. On évitera, en somme, d'impressionner le système sensitif général ou spécial du patient. Ces précautions sont utiles non seulement contre la douleur des paroxysmes, mais aussi contre l'aggravation de la maladie. On a vu des tétaniques mourir subitement dans un accès à la suite d'une excitation même minime.

On diminuera l'excitabilité à l'aide du chloral et de la morphine. Le *chloral* est le médicament de choix. On donne 12 à 15 grammes de chloral par jour ; la solution doit être assez étendue, car le chloral est

caustique pour l'estomac. Les injections intraveineuses
ne réussissent pas mieux que l'ingestion. On fera
quelques piqûres de morphine qui ajouteront leur
action soporifique.

On a préconisé la *saignée*, suivie d'une injection
intraveineuse ou sous-cutanée de *sérum artificiel*.
Nous n'avons retiré aucun bénéfice de cette méthode.

Les chirurgiens ont proposé l'*amputation* du membre où siège la plaie, les *sections nerveuses*. Cette dernière pratique doit être absolument rejetée. Lorsque le
tétanos a éclaté, les sections nerveuses feront dispa-
paraître les contractures locales, mais ne donneront
aucune chance nouvelle de guérison. Dans nos expériences, jamais les sections nerveuses n'ont retardé
l'évolution du tétanos; les contractures ont gagné un
autre territoire et se sont généralisées comme si aucune opération n'avait été faite. Les sections nerveuses
auraient en outre l'inconvénient de produire des déla-
brements considérables à réparer après la guérison, en
cas de tétanos spontanément curable. Elles ne doivent
pas être tentées. Nous dirons de même de l'amputation,
qui sera avantageusement remplacée par le nettoyage
de la plaie. L'amputation serait d'ailleurs complètement inutile après l'apparition des contractures.

L'ablation d'un foyer infectieux, même au prix de
l'amputation d'un membre, peut cependant être indiquée si la plaie est particulièrement souillée et difficile
à nettoyer. On s'opposera ainsi à la fabrication de
nouvelles quantités de toxine.

2. — TRAITEMENT SPÉCIFIQUE LOCAL

L'étiologie du tétanos commande au chirurgien un
traitement préventif *local*.

Le tétanos est le produit d'un agent anaérobie, abon-
dant dans la terre, qui se développe dans les plaies
anfractueuses à la faveur d'associations microbiennes.
Le bacille reste cantonné dans la plaie.

Il faudra donc se méfier des plaies contuses, souil-
lées de terre, difficiles à déterger. Il faudra, dans ces
cas même au prix d'une longue intervention, nettoyer

tout le foyer, le *mettre à l'air*, enlever tous les corps
étrangers, ouvrir les clapiers, les tunnels, en un mot
opérer largement, même si la plaie est fonctionnelle-
ment de peu d'importance. La petite plaie de jambe
produite par la chute de bicyclette est le type des
accidents tétanigènes qui ne commandent l'intervention que par crainte de cette redoutable complication.
Si l'opération n'élimine pas toutes les spores tétaniques, elle les mettra, en tout cas, hors d'état de nuire
en les plaçant en l'air et en empêchant le développement des microbes associés. Les phagocytes feront le
reste.

Même en cas de tétanos confirmé, le nettoiement
de la plaie est indispensable. Il peut s'opposer, par
la destruction du foyer, à la production de nouvelles
doses de poison. Il peut aider au traitement spécifique. Parfois ce nettoiement nécessitera l'amputation.

3. — TRAITEMENT SPÉCIFIQUE
SÉRUM ANTITÉTANIQUE

Un traitement spécifique est celui qui s'adresse à
la cause même de la maladie, la détruit ou en neutralise les effets, et n'a d'efficacité contre aucune autre
affection. Le sérum antitétanique est le traitement
spécifique du tétanos.

Historique. — Toutes les grandes découvertes sont
précédées de travaux, parfois remarquables, n'attirant
le plus souvent que médiocrement l'attention des con-
temporains ; ces travaux préparent les voies au génie
qui mettra tout au point et donnera une formule
définitive et retentissante. La découverte des sérums
antitoxiques n'a pas dérogé à cette règle. Les précur-
seurs s'appellent Richet et Héricourt, Bouchard,
Charrin. Il n'est cependant que juste d'en attribuer la
paternité à *Behring* et *Kitasato*, en 1890 (1). Les travaux de ces auteurs ont porté simultanément sur la
diphtérie et le tétanos. Leurs conclusions reposent

---

(1) Behring et Kitasato, *Deutsche medicin. Wochenschrift*,
décembre 1890.

plus particulièrement sur l'étude du tétanos. Les
voici dans leurs parties fondamentales :

*Lorsqu'un animal est vacciné contre le tétanos, son
sang, mélangé à la toxine tétanique, neutralise les
effets de celle-ci ; injecté à l'animal neutre, il le rend
réfractaire au tétanos ; injecté à l'animal tétanique, il
le guérit. Les mêmes propriétés appartiennent au
sérum du sang privé de tout élément cellulaire.*

Les sérums *antitoxiques* étaient découverts. Leur
application était d'emblée brillante, puisqu'il s'agissait de la prévention et de la guérison du tétanos et
de la diphtérie. On se mit immédiatement à les étu-
dier ; l'antitétanique attira plus spécialement l'attention.

Comment Behring et Kitasato avaient-ils pu rem-
plir la première condition de leurs expériences, la
vaccination de l'animal contre le tétanos ? Nous
avons vu (p. 8) que Knud Faber avait échoué dans
ses tentatives de vaccination. Behring et Kitasato
ont donné l'immunité au lapin, en lui inoculant des
cultures complètes de bacille de Nicolaïer-Kitasato
suivies d'injections de trichlorure d'iode. Cette méthode
était peu pratique ; 40 p. 100 seulement des animaux
survivaient. Elle a cependant suffi à la découverte
des sérums antitoxiques. Postérieurement, en 1892,
Brieger, Kitasato et Wassermann ont vacciné, avec
plus de sécurité, la souris et le lapin, en leur injec-
tant des cultures mélangées à de l'extrait de thymus.
Cependant, toutes ces méthodes n'étaient pas assez
parfaites pour permettre d'immuniser à coup sûr et
sans danger les grands animaux nécessaires à une
production considérable de sérum.

Entre temps (1891), Vaillard avait montré qu'on
vaccine plus commodément le lapin, le cobaye, le rat,
en utilisant la culture filtrée, la toxine. Il suffit, pour
la rendre inoffensive, de la chauffer à + 60°, + 55°,
+ 50°. On injecte dans le sang des doses massives
de toxine préalablement chauffée, puis progressivement
de la toxine active. En 1892, avec Roux, Vaillard rem-
place le chauffage de la toxine par l'addition d'iode,
imitée de Behring et Kitasato. De l'eau iodée à 1.500,

mélangée à son volume de toxine, neutralise celle-ci
pour le cobaye. Les premières injections à l'animal
étaient donc faites avec de petites doses de toxine
active, non chauffée, atténuée par l'iode. Nous verrons
que cette pratique est devenue classique. Ajoutons,
en tout cas, cette notion à celles précédemment con-
nues sur la toxine tétanique, qu'elle constitue un
liquide *vaccinant*, en même temps que toxique.

Revenons au sérum antitétanique.

Quelques jours après sa première publication,
Behring était encore plus explicite. Une souris atteinte
de tétanos généralisé et presque mourante est guérie
à coup sûr par une injection intrapéritonéale de sang
de lapin réfractaire.

L'année suivante, Tizzoni et Cattani (1) confirment
la propriété antitoxique du sang des animaux immu-
nisés, mais ne peuvent guérir le tétanos déclaré. Vaillard arrive aux mêmes conclusions et montre que
l'immunité qui suit les injections de sérum n'est pas
durable; elle disparaît au bout de quelques jours.

En août 1891, Kitasato affirme à nouveau, au
Congrès de Londres, que le sérum antitétanique guérit
les souris déjà contracturées. Surviennent alors un
certain nombre d'observations italiennes, non pro-
bantes, de cas humains guéris par le sérum. Quelques
échecs sont publiés.

En 1892, Behring et Kitasato, chacun dans un mémoire séparé, sont beaucoup moins affirmatifs sur la
guérison du tétanos confirmé; celles de leurs expériences qui plaident en faveur du pouvoir curateur du
sérum ne résistent pas à la critique.

Il est donc certain, après ces travaux, qu'une des
conclusions de Behring et Kitasato était fausse. Le
sérum neutralise *in vitro* la toxine; il est préventif
contre le tétanos, si on l'injecte avant la toxine ou
dans les premières heures après; mais il n'est pas
curateur du tétanos confirmé ni chez l'homme ni
chez l'animal.

En 1892, Vaillard insiste sur certains points ayant

(1) Tizzoni et Cattani, *Archives italiennes de Biologie*, 1891.

trait à la sérothérapie du tétanos. Le sang de la poule
ne neutralise pas la toxine, il devient antitoxique
vingt jours environ après une injection de culture filtrée dans le péritoine. Cette propriété dure 8 mois.
On relira nos expériences à ce sujet page 14.
Vaillard montre aussi que le bacille tétanique végète
et élabore la toxine dans le sérum des animaux réfractaires, qu'il se multiplie dans les tissus vivants d'un
animal immunisé, qu'il n'est pas atténué par l'action
prolongée des humeurs d'un animal réfractaire. En
un mot, le sérum n'est qu'*antitoxique*, il n'est *pas
bactéricide*; son action préservatrice est due uniquement à la neutralisation du poison et non à la destruction du bacille.

En 1893, Roux et Vaillard (1) reprennent toute la
question du sérum antitétanique. Ils montrent, après
des détails techniques, que le sérum est plus actif, mélangé *in vitro* qu'injecté préventivement. Le cobaye
qui reçoit 15000 doses mortelles de toxine mélangées
in vitro à un volume égal de sérum, résiste. Cette
quantité de sérum aurait été insuffisante pour vacciner le cobaye contre 15000 doses mortelles. L'immunité par injection de sérum est acquise immédiatement après l'injection, mais ne dure que quelques
jours. Les conclusions de Roux et Vaillard sont for-
melles quant aux propriétés préventives et curatives
du sérum. Injecté avant la toxine, il empêche la production du tétanos; injecté en même temps, ou dans
les premières heures qui suivent, il transforme un tétanos généralisé mortel en tétanos local curable;
injecté à la fin de la période d'incubation ou après
l'apparition des contractures, il est absolument inefficace. La question est définitivement jugée. Il ne faut
pas espérer guérir le tétanos confirmé ou prêt à
éclater par des *injections sous-cutanées* de sérum antitétanique.

Le sérum antitétanique n'est plus, à partir de cette
époque, utilisé que comme préventif. Nocard, dont
nous citerons plus loin les statistiques, est un fervent

(1) Roux et Vaillard, *Annales de l'Institut Pasteur*, 1893, p. 65.

propagateur de son emploi. On continue bien à injecter des tétaniques confirmés et même à publier certains cas de guérison, plus que discutables d'ailleurs,
mais le sérum antitétanique n'a plus en médecine la
place que lui avaient assignée Behring et Kitasato.

En 1898, Roux et Borrel préconisent le traitement
du tétanos confirmé par *injection intracérébrale* de
sérum. Nous y reviendrons. J. Courmont étudie la
propriété agglutinative du sérum antitétanique sur les
bacilles de Nicolaïer.

Fabrication du sérum antitétanique. —

Comme
pour la fabrication de tous les sérums thérapeutiques,
le *cheval* est l'animal de choix, en raison de la quantité considérable de sang qu'il peut fournir, de la
facilité avec laquelle on l'injecte et on le saigne, du
peu de toxicité naturelle de son sérum. L'âne est loin
de rendre les mêmes services. Il est indocile et difficile à manier, son cou est rapidement gras et rend la
saignée presque impossible. Son sérum, qu'il ne peut
fournir qu'en petites quantités, est opalescent et
plus toxique que celui du cheval.

On choisit un cheval encore jeune, ne présentant
aucune tare viscérale, ayant un caractère tranquille.
L'épreuve par la malléine permet d'éliminer la morve.

Il faut d'abord le vacciner. On a en réserve de
grandes provisions de toxine, conservées comme il a
été dit p. 10. Les premières injections sont faites
très prudemment, avec 1/8, 1/4 de centimètre cube
de toxine mélangée à quelques gouttes de la solution
de Lugol. On augmente progressivement les doses, en
faisant une injection tous les quatre ou cinq jours.

L'animal n'en éprouve aucun malaise. Le gonfle-
ment local est inappréciable. Les injections doivent
toujours être faites sous la peau, au niveau de l'épaule
ou du thorax, au moyen d'une seringue ou mieux
d'un récipient à pression. Après quatre ou cinq injections, on commence à injecter de la toxine pure,
dont les doses sont progressivement élevées. On
espace alors les injections de neuf jours environ.
Lorsque le cheval a supporté sans accidents trente
à quarante centimètres cubes de toxine, on peut aug-

menter assez rapidement les doses. On arrive à injecter en une seule fois 200 à 500 centimètres cubes de
toxine excessivement active sans aucun inconvénient.
Au bout de quelques mois, le cheval est suffisamment
immunisé pour qu'on puisse essayer son sérum. On
fait une petite saignée à la veine de l'arse, et on retire
quelques centimètres cubes de sang qui sont essayés
comme il sera dit plus loin. Si le sérum n'est pas
assez puissant, on continue les injections; sinon, on
laisse pendant quelques jours l'animal sans injections,
et on lui fait une saignée à la jugulaire, qui donnera
cinq à six litres de sang.

Il ne faut jamais s'arrêter dans l'immunisation du
cheval. Le pouvoir antitoxique de son sérum dimi-
nuerait progressivement si on l'abandonnait à lui-
même; en outre, si on persiste à introduire de la
toxine dans l'organisme du cheval, le pouvoir immunisant du sérum de l'animal continue à augmenter
pendant plusieurs années, à partir du moment où il
est jugé suffisant. On pourra cependant, un certain
degré d'immunisation une fois obtenu, laisser reposer
le cheval pendant assez longtemps, un mois ou plus.
Mais, toutes les fois qu'on désirera faire une saignée,
il faudra, au préalable, inonder pour ainsi dire l'organisme d'une grande quantité de toxine et lui donner
le temps de réagir. La saignée ne sera faite que
quinze jours plus tard.

La saignée se fait par la jugulaire. Le cheval est
présenté debout, sans entraves; un aide lui tient
la tête élevée et lui fait manger de l'avoine ou
mâcher un bâton vinaigré. Les mouvements de déglutition favorisent la circulation du sang dans les jugulaires. Un autre aide comprime une des jugulaires à
la base du cou pour la faire saillir. Elle se dessine
nettement. Une ponction transversale de la peau faite
au bistouri, dans un pli longitudinal, met la jugulaire
presque à nu. Un trocart stérilisé est introduit de bas
en haut. La tige centrale retirée, le trocart est mis en
relation, par un tube de caoutchouc, avec un flacon en
verre de quatre ou cinq litres, disposé comme l'indique
la figure 4. Flacon, trocart, caoutchouc ont été natu-

rellement soigneusement stérilisés. Le flacon est
maintenu incliné sur un support en bois *f* excessivement simple. On retire ainsi, à chaque saignée, six litres
de sang, répartis dans deux ou trois flacons. Le tube
de verre *a* qui reçoit le sang est fermé à la lampe, et le

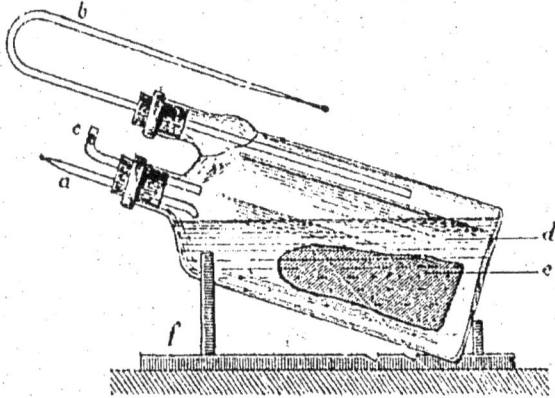

Fig. 4. — Flacon disposé pour recevoir aseptiquement le
sang du cheval provenant d'une saignée par la jugulaire.
Dispositif employé au laboratoire de M. Arloing.

flacon est abandonné sur place. On a eu soin de
relever le tube *b* qui ne doit pas tremper dans le sang ;
il serait le centre d'un caillot.

Lorsque la saignée est terminée, on fait cesser la
compression, on retire vivement le trocart et on
détruit le parallélisme des plans de la section. On
embroche la plaie avec une épingle flambée et on en
relie les deux extrémités avec du fil ciré. L'opération
est terminée.

On laisse pendant vingt-quatre heures les récipients
dans la plus grande immobilité possible. Au bout de
ce temps, le caillot *e* s'est formé et déposé au fond du
récipient, le sérum *d*, clair, jaune ambré, l'entoure. On
tourne alors légèrement le flacon sur le côté pour que
le tube *b*, qu'on enfonce, plonge jusqu'au fond de la
couche de sérum, au voisinage du caillot, mais sans

contact avec lui. On casse la pointe de *b* et on souffle par *c* au moyen d'un tube en caoutchouc. Le sérum est recueilli dans des flacons de 500 grammes à trois tubulures ayant un dispositif analogue au précédent et stérilisés. On peut déposer au préalable au fond de ces conserves un peu d'eucalyptol (4 p. 1 000), antiseptique qui ne nuira en rien aux qualités du sérum et assurera sa conservation. Au moment où le sérum doit être livré, on le répartit en petits flacons stérilisés contenant chacun 10 à 20 centimètres cubes et bouchés hermétiquement avec des bouchons de liège ou de caoutchouc trempés dans la paraffine.

Pendant plusieurs jours le caillot rend du sérum, qu'on recueille successivement et qui est de plus en plus rouge, sans en être moins actif. On peut exprimer à la presse tout le sérum qui reste dans le caillot.

Le pouvoir antitoxique du sérum se conserve très longtemps, une année et même beaucoup plus; il sera cependant préférable de n'utiliser que du sérum récent.

La mensuration de la puissance du sérum peut se faire par différents procédés. On emploie en général celui de Behring. *L'unité est la quantité de sérum nécessaire pour immuniser un gramme de souris blanche contre une dose mortelle de toxine.* Un gramme de *jeune* cobaye répond d'ailleurs à un gramme de souris. On opère de la façon suivante: on injecte à des souris des doses progressivement croissantes de sérum, à partir de la dose présumée inefficace, et on injecte, dix ou douze heures plus tard, à chaque souris, une dose mortelle de toxine ou un peu plus. On voit à partir de quelle dose la souris, dont le poids est connu, a été immunisée. On peut arriver à avoir des sérums dont le pouvoir antitoxique est représenté par 0,0000000001 ou même davantage. Nocard nous a envoyé du sérum immunisant à 0,0000000002. Un sérum qui est dit immuniser au millionième, par exemple, est un sérum dont un gramme suffit à immuniser un million de grammes de souris.

À chaque saignée, le sérum doit être essayé, et son pouvoir antitoxique mesuré, car ce dernier fléchit

parfois, sans cause appréciable, chez un animal immunisé. Un sérum trop faible ne serait pas livré

Le sérum peut être conservé *desséché*. On opère
alors comme pour la toxine, dans le vide (p. 11).
Au moment de l'utilisation, le sérum sec est dissous
dans six volumes d'eau salée stérilisée.

Pour éviter les légers accidents toxiques qui peuvent accompagner l'injection de tout sérum, on peut
chauffer pendant vingt à trente minutes le sérum
à + 59°. Il devient moins irritant.

Propriétés du sérum antitétanique. — Rappe-
lons les principales propriétés du sérum antitétanique,
déjà indiquées dans l'Historique.

Le sérum antitétanique, mélangé *in vitro* en parties
égales à la toxine, neutralise un grand nombre de
doses mortelles de celle-ci (15000 pour le cobaye).

Il est préventif si on l'injecte à l'animal avant, en
même temps ou de suite après la toxine, surtout si
l'injection est faite dix à douze heures avant celle de
la toxine. C'est ce pouvoir préventif, par rapport à
l'unité de poids (le gramme) de souris ou de jeune
cobaye, qui sert à mesurer sa puissance antitoxique.
Il faut une plus forte dose de sérum, injectée sous la
peau, pour préserver contre une dose donnée de toxine
qu'il n'en faudrait pour neutraliser cette toxine par
un mélange préalable *in vitro*.

Le sérum antitétanique, injecté sous la peau ou
dans le sang, est incapable de guérir ou d'atténuer le
tétanos confirmé.

L'immunité conférée par l'injection du sérum antitétanique est immédiate mais est très éphémère.

Les propriétés immunisantes du sérum se conservent
pendant très longtemps.

Elles sont dues au pouvoir antitoxique du sérum,
celui-ci n'étant nullement bactéricide.

Le sérum des animaux naturellement réfractaires
n'est pas antitoxique.

L'antitoxine contenue dans le sérum n'est pas une
modification de la toxine injectée; elle est un produit de sécrétion des cellules organiques, probablement des leucocytes, excitées par la toxine.

Le sérum antitétanique est fortement agglutinant pour une culture en bouillon de bacilles de Nicolaïer ; il agglutine à 1 p. 2000 ou même à 1 p. 50 000 tandis que le sérum de cheval normal n'agglutine pas au-dessus de 1 p. 50 (J. Courmont et Jullien) (1).

Le sérum de l'homme guéri de tétanos ne contient pas d'antitoxine (Vincenzi). Nous savons d'ailleurs qu'une atteinte de tétanos ne vaccine pas.

Emploi des injections sous-cutanées de sérum antitétanique. — D'après ce qui précède, le sérum antitétanique ne devrait pas être employé dans le *traitement du tétanos confirmé*. Tous les cas humains de guérison par cette méthode publiés sont sujets à critiques. C'étaient des cas spontanément curables, d'après les règles pronostiques que nous avons établies. Il est donc infiniment probable qu'il est inutile d'injecter du sérum sous la peau d'un tétanique. *Cette pratique doit cependant être continuée*. Il est bien certain que la toxine sécrétée et *utilisée* à ce moment l'est en général en assez grande quantité pour faire évoluer la maladie jusqu'à sa terminaison fatale ; contre cette toxine déjà fixée, combinée, *utilisée en un mot*, le sérum ne peut rien. Peut-être sera-t-il néanmoins utile contre de nouvelles doses de toxine fabriquées dans la plaie ou contre la toxine encore circulante. La plaie, bien nettoyée, ne doit plus, il est vrai, fabriquer de toxine. On a vu cependant des tétanos, bénins en apparence, prendre subitement une gravité extrême, on a vu des rechutes. Le sérum, injecté aussitôt que possible, est peut-être efficace contre ces retours offensifs de l'intoxication. La prudence conseille donc d'injecter, aussi rapidement qu'on le pourra, aux tétaniques, du sérum antitoxique. On injectera 20 ou 40 centimètres cubes par jour de sérum d'activité moyenne, pendant trois jours, sous la peau ou dans les muscles du flanc ou du dos.

Le sérum antitétanique est un *préventif souverain*. C'est pour la *prophylaxie* du tétanos qu'il doit être

(1) J. Courmont, *Congrès de Nantes*, 1898, et *Soc. de biologie*, 3 décembre 1898. — Jullien, *Thèse de Lyon*, 1898-99.

couramment employé. On sait quelles sont les plaies
accidentelles tétanigènes, on sait quelles sont les
opérations vétérinaires qui se compliquent le plus
souvent de tétanos. Dans tous ces cas, le chirurgien,
le vétérinaire sont coupables s'ils ne se servent pas
du sérum antitétanique comme préventif; tout tétanos
survenant dans ces conditions doit leur être imputé.
L'expérimentation le démontre. Les statistiques con-
cordent parfaitement. Les statistiques médicales sont
peu concluantes, car le tétanos est devenu assez rare
chez l'homme pour que le hasard puisse faire injecter
préventivement des quantités de blessés sans qu'un seul
ait l'occasion d'en retirer bénéfice. Il n'en est pas de
même des statistiques vétérinaires. Nocard (1) s'est
spécialement occupé du cheval ; son mémoire est des
plus concluants. Certains accidents assez fréquents
chez cet animal (clous de rue, piqûres de maréchal, etc.), des opérations comme la castration s'accompagnent assez souvent de tétanos chez le cheval
pour qu'on puisse établir un pourcentage de cette
complication dans la clientèle d'un vétérinaire. Du
1er août 1895 au 1er juin 1897, Nocard a distribué aux
vétérinaires : 7 000 flacons de 10 centimètres cubes
de sérum qui ont été injectés à 3 500 chevaux environ, comme moyen préventif. Il connaît les résultats
pour 2 727 chevaux. 2 300 ont été injectés immédiatement après l'opération (surtout la castration); aucun
n'a présenté de tétanos. 400 n'ont reçu le sérum que
plusieurs jours après l'opération; aucun n'est devenu
tétanique. Pendant ce temps, les 63 correspondants de
Nocard observaient 259 cas de tétanos chez des animaux non injectés, dont 191 chevaux. Un vétérinaire
a son écurie infectée : 5 chevaux sur 8 châtrés prennent le tétanos; il injecte, à partir de ce moment, tous
ses opérés préventivement avec du sérum : il peut
faire, dans le même local, 163 castrations de chevaux
sans un seul cas de tétanos. Nocard estime que le
sérum sauve 40 p. 100 des chevaux atteints de clous de
rue, piqûres de maréchal, etc. Peut-il exister de statis-

(1) NOCARD, *Académie de médecine*, 1895 et 1897, p. 100.

tique plus concluante? Les vétérinaires sont en grande
partie convaincus ; les chirurgiens devraient l'être ; ils
ont plus qu'un animal de valeur marchande à sauver.

On injectera au cheval ou à l'homme, préventivement, aussitôt que possible, deux doses de 10 à 20 centimètres cubes de sérum très actif à deux ou trois jours
d'intervalle, ou une dose de sérum d'activité moyenne,
tous les jours, pendant cinq jours. *On recommencera
au bout de huit jours si le foyer infectieux persiste.*

Les accidents post-sérothérapiques sont insignifiants.
Le plus souvent on n'observe rien. Quelquefois l'injecté présente de la rougeur locale, du prurit, une
éruption plus ou moins étendue, un peu de fièvre,
des arthropathies légères. Jamais ses jours ne sont
mis en danger ; bien rarement ses occupations ont à
souffrir des effets du sérum lui-même.

Innocuité et *efficacité*, telle est la devise du sérum
antitétanique injecté à titre préventif.

**Emploi des injections intracérébrales de sérum
antitétanique.** — Le sérum antitétanique, injecté
sous la peau, n'est pas curateur. *Roux* et *Borrel* (1),
continuant leurs travaux sur le tétanos cérébral sont
arrivés à une méthode curative du tétanos au moyen
du sérum ; *il suffirait de l'injecter directement dans la
substance cérébrale du tétanique.*

Voici leurs expériences.

Si on injecte préventivement, sous la peau, du
sérum antitétanique à des lapins, ils résistent (comme
on le sait) à l'injection sous-cutanée de toxine. Si la
toxine est introduite dans le cerveau (tétanos cérébral,
voy. p. 17), les symptômes se manifestent comme
si les lapins n'avaient pas reçu antérieurement de
sérum. Une petite hémorragie suffit à mettre dans le
cerveau le sang antitoxique et la toxine en présence ;
l'animal reste alors indemne. L'expérience est plus
difficile chez le cobaye, dont le cerveau est plus vascu-
laire. L'antitoxine reste donc dans le sang et ne
pénètre pas les éléments nerveux. On conçoit alors,

(1) Roux et Borrel, Tétanos cérébral et immunité contre le
tétanos ; *Annales de l'Institut Pasteur*, 1898, p. 225.

disent les auteurs, la cause de son inefficacité par injection sous-cutanée, alors que la toxine est déjà intra-nerveuse; d'où l'idée d'introduire directement le sérum antitoxique dans les centres nerveux.

« A 20 cobayes de 400 à 450 grammes, on injecte dans une patte postérieure une dose de toxine tétanique mortelle en soixante-dix heures environ.

Dix-huit heures après, tous les cobayes ont de la raideur de la patte. A la 24ᵉ heure, ils sont tous tétaniques.

« Les 5 plus gros sont conservés comme témoins.

« Les 15 autres sont divisés en trois lots.

« Un cobaye du 1ᵉʳ lot reçoit, vingt-quatre heures après l'injection de toxine, 1 centimètre cube de sérum sous la peau. Aux 4 autres on donne, en pleine substance cérébrale, 4 gouttes du même sérum dans chaque hémisphère, soit à peu près par 1/4 de centimètre cube.

« On agit de même avec les cobayes des 2ᵉ et 3ᵉ lots qui sont traités à la 28ᵉ et à la 32ᵉ heure.

« Les résultats sont les suivants :

« Les 5 cobayes témoins succombent de la 67ᵉ à la 74ᵉ heure.

« Les 3 cobayes au sérum sous la peau meurent de la 64ᵉ à la 72ᵉ heure.

« Les 12 cobayes au sérum dans le cerveau ont leur tétanos arrêté. Les contractures restent limitées à une patte ou aux deux pattes postérieures, suivant l'heure de l'intervention. Un mois après, les cobayes sont bien portants, mais les contractures persistent encore.

« Sur 45 cobayes ainsi traités, 35 ont survécu, tandis que 2 seulement ont survécu sur 17 traités par de plus grandes quantités de sérum sous la peau. 17 cobayes témoins sont morts. Il ne suffit pas de donner de l'antitoxine, il faut la mettre au bon endroit. » (Roux et Borrel.)

L'antitoxine déposée dans le cerveau préserverait la moelle supérieure et sauverait ainsi l'animal, à la condition que le bulbe ne soit pas déjà atteint.

Cette opération est très bien supportée. Le cerveau de cobaye tolère très bien 8 gouttes et celui de lapin 1/2 centimètre cube de sérum; le liquide va probablement dans les ventricules. La santé de l'animal n'est en rien troublée.

Le mémoire de Roux et Borrel se termine par les expériences suivantes. Si un lapin immunisé contre le tétanos, c'est-à-dire sécrétant lui-même de grandes quantités d'antitoxine, prend néanmoins le tétanos cérébral, il est bien difficile d'admettre, avec les Allemands, que ce sont les cellules nerveuses qui préparent l'antitoxine. De même le rat supporte très bien la toxine diphtérique sous la peau ; ses cellules cérébrales ne sont cependant pas insensibles à ce poison. Une dose incapable de rien produire sous la peau, introduite dans le cerveau, amène une paralysie totale et la mort. De même encore, 0gr,30 de chlorhydrate de morphine injectés sous la peau du lapin restent sans effets ; 0gr,001 dans le cerveau tue l'animal. Ce n'est donc ni une insensibilité des cellules nerveuses aux poisons, ni la sécrétion par elles d'une antitoxine qui peut expliquer l'immunité naturelle ou acquise de certains animaux.

La méthode de Roux et Borrel a été appliquée à l'homme. *A priori* les résultats obtenus sur le cobaye ne peuvent pas s'appliquer fatalement à l'homme. Nous avons vu, au cours de ce livre, trop d'exemples des différences d'action d'une même expérience suivant l'animal employé pour généraliser aussi hâtivement. Seuls des essais directs, rendus possibles par l'innocuité de l'opération, pouvaient trancher la question.

Actuellement, 24 cas humains ont été, à notre connaissance, traités par les injections intra-cérébrales de sérum antitétanique. Six ont guéri, dix-huit sont morts. La mortalité de ces 24 cas est donc de 75 p. 100, c'est-à-dire plutôt plus élevée que la mortalité moyenne du tétanos que nous avons vue être de 70 p. 100 environ. Étudions quelques observations en détail.

Commençons par les trois premiers cas de guérison publiés *in extenso*.

Le premier est celui de Chauffard et Quenu (1). C'est

(1) CHAUFFARD et QUENU, *Presse médicale*, 18 juin 1898.

d'ailleurs le premier tétanos humain opéré. Un jardi-
nier s'écrase deux doigts. Le trismus survient au bout
de quatorze jours. La marche est lente. Au bout de
trois jours le malade entre à l'hôpital avec des contractures peu étendues et une température normale. Le
4e jour, les contractures s'étendent au tronc sans aggravation notable des symptômes généraux. On pratique,
le 5e jour, dans le cerveau, une injection de 2 centimètres cubes de sérum concentré à 1/2, soit 4 centimètres cubes de sérum ordinaire, dans chaque hémisphère.

L'opération est simple, sans incidents. Dans la nuit
suivante, la température monte brusquement à 39°, la
respiration atteint 30 et le pouls 150 ; il y a une
aggravation notable des symptômes généraux. La
transpiration est considérable. Pendant six jours cette
aggravation des symptômes généraux persiste ; du
délire, de l'excitation cérébrale apparaissent : on fait des
injections de sérum artificiel et de sérum antitétanique sous la peau. Les contractures restent station-
naires. Au bout de huit jours, l'amélioration générale
se manifeste. La température, le pouls, la respiration
ont progressivement diminué. Les contractures disparaissent progressivement, le malade guérit. Il présenta quelques accidents toxiques légers (arthralgie,
éruption papuleuse). L'opération cérébrale n'a laissé
aucune trace, n'a eu aucun inconvénient, sauf un
peu d'éréthisme cardiaque qui persista.

Ce cas de tétanos n'était pas très aigu. L'incubation a été longue, l'évolution relativement lente.
Les symptômes graves ont suivi plutôt que précédé
l'injection ; la température n'avait jamais été élevée
auparavant. Néanmoins l'issue fatale était à redouter
et le sérum a bien pu exercer une action bienfaisante.

Le second cas de guérison a été publié par Garnier (1). Il s'agissait d'un tétanos médical, sans plaie
connue. Pendant trois jours, les symptômes sont
bénins. Le quatrième jour, l'état s'aggrave, les crises
convulsives deviennent plus fréquentes. La température est peu élevée, le pouls à 100 ; la respiration

(1) GARNIER, *Presse médicale*, 24 août 1898.

à 44. On injecte le 5e jour dans les deux hémisphères
6 centimètres cubes de sérum concentré répondant à
15 centimètres cubes de sérum ordinaire. Du sérum
est à plusieurs reprises injecté sous la peau (116 centimètres cubes). La température monte à 39°,2 de
suite après l'opération, puis retombe le lendemain.
Le tétanos paraît enrayé dans sa marche. Au bout
de trois jours, l'amélioration est manifeste. Un mois
plus tard la guérison est complète. Des troubles psychiques assez graves, mais passagers, ont inquiété
pendant la convalescence.

Cette observation est celle d'un tétanos médical
probablement bénin. Elle n'est pas démonstrative.
Notons les troubles psychiques, d'ailleurs passagers,
dus probablement à l'intervention.

Le troisième cas de guérison est celui d'Ombredanne (1). Le tétanos était consécutif à une petite
plaie du genou, datant de huit ou dix jours. Il était
tellement léger que le diagnostic est resté douteux
pendant cinq jours. Du sérum est injecté sous la
peau (67 centimètres cubes). Au 6e jour, les contractures gagnent le tronc, les membres sont souples.
L'injection intra-cérébrale est pratiquée : 3 centimètres cubes de sérum, concentré à 1/2, dans chaque
hémisphère. Le pouls monte le soir même à 140.
Agitation. L'état reste stationnaire, puis s'améliore.
La guérison survient au bout de quarante jours. Éruption sur les cuisses due au sérum.

Il s'agit encore d'un tétanos léger, qui aurait peut-
être guéri spontanément. Aucun trouble psychique consécutif.

Il ressort de l'examen impartial de ces trois faits que
le sérum a bien pu être la cause de la guérison, mais qu'il
est impossible de l'affirmer. Le cas de Chauffard et
Quenu serait le plus probant. En tout cas, l'injection intracérébrale n'a pas eu, en elle-même, d'inconvénient
ultérieur, sauf quelques troubles psychiques passagers
notés dans les deux premières observations.

Quatre cas mortels ont été publiés avec détails.

(1) OMBREDANNE, *Presse médicale*, 3 septembre 1898.

Celui de Bacaloglu (1) a trait à un tétanos médical, sans fièvre, avec un pouls à 108 et 30 respirations. L'évolution rapide des symptômes impliquait néanmoins un pronostic assez grave. Le sérum a été injecté dans le cerveau et sous la peau vingt-quatre heures seulement après le début. Le cerveau a reçu la valeur de 14 centimètres cubes de sérum ordinaire. Le soir même la température montait à 39°,5, le pouls à 150. La température retombait à 38°. Le lendemain matin le malade était mort. A l'autopsie, un petit foyer de ramollissement indiquait le point du cerveau qui avait reçu l'injection.

Ce cas ne prouve rien contre la méthode, bien qu'elle eût été appliquée hâtivement. Son évolution suraiguë le rendait particulièrement grave.

Robert (2) a publié un second cas de mort. La blessure remontait à trois semaines ; l'incubation était donc longue. Au second jour, la raideur de la face et de la nuque est assez accusée, la température est légèrement élevée (38°,6). L'injection intracérébrale est pratiquée immédiatement (7 centimètres cubes de sérum concentré à 1/2). L'état continue à s'aggraver et la mort survient le lendemain, le 3e jour. A l'autopsie une des piqûres cérébrales est indiquée par une petite hémorragie sous-corticale et une hémorragie méningée.

Voilà encore un cas à évolution très rapide. L'intervention n'a précédé la mort que de quelques heures.

Le troisième cas de mort (Heckel et Reynes) (3) est un tétanos à incubation de longueur indécise, mais probablement courte. La généralisation des contractures est assez rapide, mais les symptômes généraux manquent presque totalement. L'intervention a lieu le 3e jour. La température s'élève (38°,5), le pouls et la respiration augmentent de fréquence (120 P. et 50 R.). Les mêmes doses de sérum que précédemment sont injectées dans les deux hémisphères. Les contractures ne cessent pas, la température atteint 41°. On

(1) BACALOGLU, Gazette des hôpitaux, 21 juin 1898.
(2) ROBERT, Presse médicale, 31 août 1898.
(3) HECKEL et REYNES, Presse médicale, 7 septembre 1898.

fait une injection de sérum artificiel sous la peau. La
mort survient quarante et une heures après l'intervention et quatre-vingt-quatre heures après le début
symptomatique. A l'autopsie, un des trajets intra-
cérébraux n'avait pas laissé de traces, l'autre était
légèrement hémorragique.

Comme les deux autres, ce cas mortel appartenait
à la classe si grave des tétanos aigus.

Le quatrième cas de mort a été publié par Delmas (1). Il s'agissait d'un tétanos chirurgical, survenu
après sept jours d'incubation. Dès le 2e jour, la température monte à 38°,8, le pouls atteint 130 et la respiration 42. L'injection intracérébrale est pratiquée le
2e jour. La mort survient treize heures plus tard. Un
piqueté hémorragique indique le trajet intracérébral
de l'aiguille d'injection.

Ce quatrième cas est très analogue aux précédents;
il était de pronostic très sombre.

A la Société de chirurgie (séances des 16, 23, 30 no-
vembre et 7 décembre 1898), 16 observations de tétanos traités par la méthode Roux et Borrel ont été relatées. Il y a eu 13 morts (même dans des cas traités
dès le début) contre 3 guérisons. A Bordeaux : 1 cas
mortel.

Il est impossible de conclure en faveur du traitement
de Roux et Borrel, puisqu'il donne une mortalité de
75 p. 100. La plupart des insuccès ont trait, il est vrai,
à des cas à pronostic grave, à évolution rapide. Les
six succès ne sont pas suffisants pour entraîner la con-
viction. Il est cependant possible que le traitement
ait contribué à leur heureuse issue.

Un fait important est celui de l'innocuité presque
complète de l'opération, de la tolérance du cerveau
pour l'aiguille et le liquide si on ne lèse aucun vais-
seau. Les troubles psychiques notés consécutivement
ont été passagers. *Il faudrait donc tenter le traitement
de Roux et Borrel dans tous les cas de tétanos et l'instituer aussi rapidement que possible*, pour pouvoir en
juger définitivement la valeur.

(1) DELMAS, *Presse médicale*, 17 septembre 1898.

Technique des injections intra-cérébrales de sérum antitétanique. — Le *manuel opératoire* est simple. Le malade est endormi sous le chloroforme. L'incision est faite ainsi, d'après Quenu : « On incise le cuir chevelu suivant une ligne courbe, à concavité antéro-inférieure, longue de 4 centimètres et allant d'emblée jusqu'à l'os. Le centre de cette incision est situé sur le trajet d'une verticale passant par le bord antérieur de l'apophyse orbitaire externe, à 8 centimètres de celle-ci. Le petit lambeau curviligne est rapidement disséqué et détaché de l'os avec la rugine ; deux pinces Kocher le tiennent relevé en arrière et en haut. On trépane alors avec une petite fraise. La dure-mère, mise à nu, est incisée. L'aiguille de la seringue est enfoncée de 5 à 6 centimètres et l'injection est poussée lentement, goutte à goutte, à l'aide d'un piston à vis. Trois points de suture ferment la plaie cutanée. » L'opération est répétée de chaque côté. Le sérum est ainsi injecté en avant des centres psychomoteurs, au niveau du pied de la deuxième frontale ; il pénètre probablement dans les ventricules. On injectera dans chaque hémisphère 7 à 8 centimètres cubes de sérum ; autant que possible réduit de moitié par évaporation, ou, s'il est sec, dissous dans un demi-volume d'eau salée. Il va sans dire que la plus grande asepsie est de rigueur.

Emploi des injections de sérum dans la cavité sous-arachnoïdienne lombaire. — Sicard aurait obtenu quelques résultats encourageants sur le chien ; 60 à 70 c. c. de sérum injectés au début du tétanos pourraient l'enrayer. Ce traitement a échoué sur l'homme (Jaboulay, etc.). Pour Sicard, l'injection sous-cutanée de sérum ne préserve pas contre l'introduction sous-arachnoïdienne de la toxine.

4. — TRAITEMENT DE BACCELLI.

Baccelli conseille d'injecter sous la peau des tétaniques de l'acide phénique en solution à 2 ou 3 p. 100 ; les injections sont pratiquées plusieurs fois par jour jusqu'à la fin du tétanos (vingt jours et plus). Chaque

injection contient 0gr,03 à 0gr,04 d'acide phénique ; la
dose journalière est d'environ 0gr,3. On surveille les
signes d'intoxication. Il est bon d'ajouter 0gr,04 à
0gr,06 de morphine par jour. Les résultats seraient des
plus brillants (Gualdi, Bidder, Paolini, Cimbali, Ber-
tini, Pennino, Francesco, Strazzeri, Nicola, Shrana,
Oscherowski, Cervellini, Zeri, Becker, Ziengo, etc.

Tel est l'état actuel de l'étiologie, de la pathogénie
et du traitement du tétanos. Nul sujet ne méritait
mieux de figurer parmi les « *Actualités médicales* ».
Il y a dix ans, aucune ligne de ce livre n'aurait pu
être écrite.

FIN

www.ingramcontent.com/pod-product-compliance
Lightning Source LLC
Chambersburg PA
CBHW050556210326
41521CB00008B/996